トラウマと記憶

脳・身体に刻まれた過去からの回復

Trauma and Memory

Brain and Body in a Search for the Living Past

ピーター・A・ラヴィーン［著］
Peter A. Levine
ベッセル・A・ヴァン・デア・コーク［序文］
Bessel A. Van Der Kolk
花丘ちぐさ［訳］
Chigusa Hanaoka

春秋社

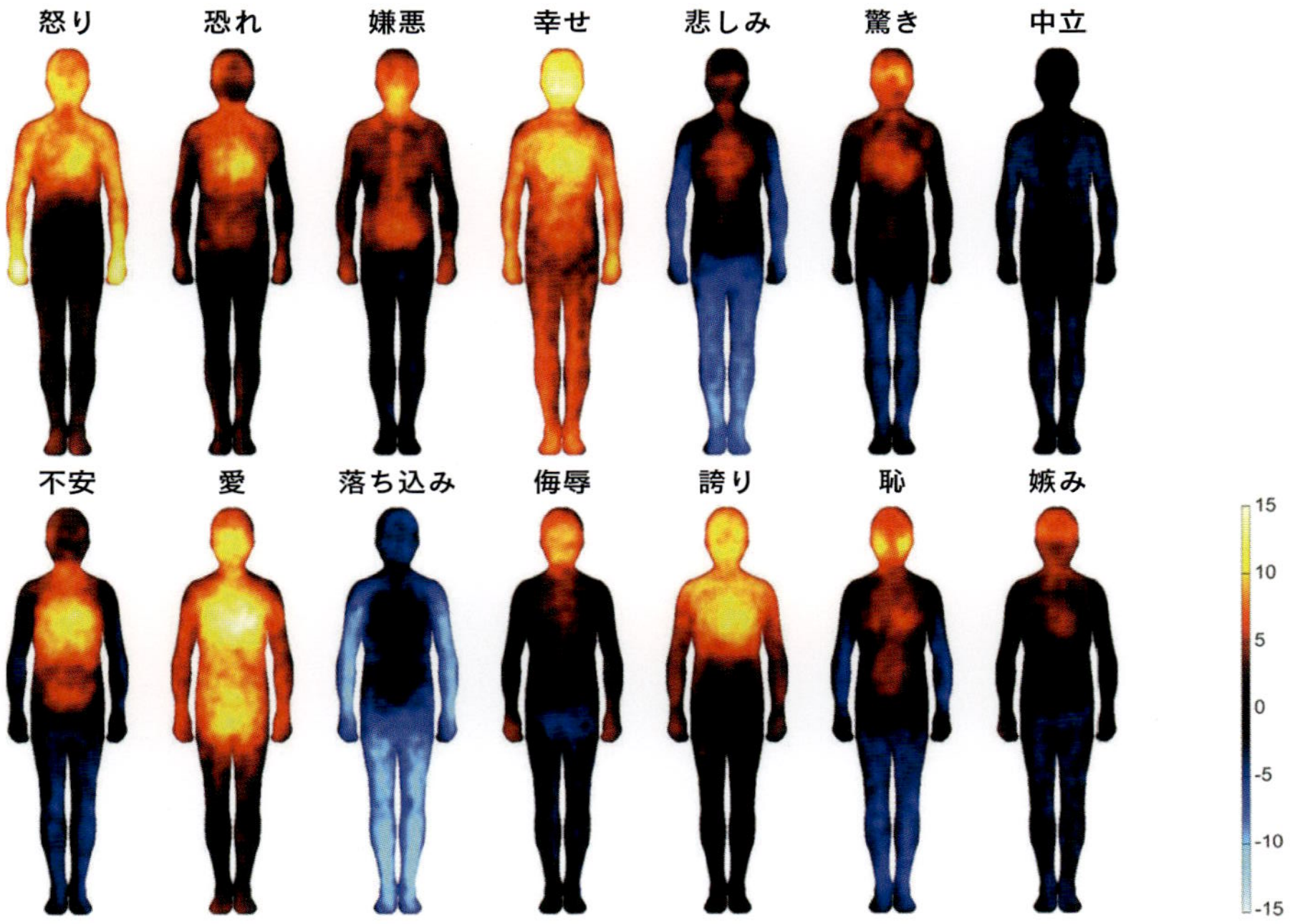

図 2.3　身体上に現れる感情的特徴

（出典：Lauri Nummenmaa, Enrico Glerean, Riitta Hari, and Jari. K. Hietanen, "Bodily Maps of Emotions," *Proceedings of the National Academy of Sciences* 111, no. 2 (January 2014): 646-651, http://www.pnas.org/cgi/doi/10.1073/pnas.1321664111.）

記憶とは魂の記録である

――アリストテレス

謝辞

トラウマの記憶という複雑な課題に取り組み、それをわかりやすく実践的なものとして表現するにあたり、主任編集者のローラ・レガルブートに心から深く感謝する。彼女の貢献は、その役割をはるかに超えたものであり、何度も私に挑み、この作品をより明確で一貫性があるものにしてくれた。ローラ、君は私のパートナーであり、また、この発見と理解、コミュニケーションの長い旅路の同伴者だ。ジャスティン・スナヴェリーは、陰で支えになってくれた。特に技術と図表に関して手助けしてくれたことに感謝する。ノース・アトランティック・ブックス（ＮＡＢ）のパートナーたち、特にプロジェクト・マネージャーのエリン・ウィーガンドに感謝したい。編集に関して時には意見が合わないこともあったが、つねに協力的で、善意と敬意にあふれていた。また、原稿を整理してくれたローレン・ハドソンと、表紙のデザインとレイアウトを手伝ってくれたＮＡＢの美術スタッフにも感謝する。

最後に、ノース・アトランティック・ブックスの創立者、リチャード・グロッシンガーに感謝する。癒しに関する優れた書籍を広めていくという、生涯にわたる展望を持ったあなたが、ＮＡＢとともにこの独自で先駆的な目標を継続されることを望んでいる。かつては「傍流」とされていた書籍の多くが、息を吹き返し、今では主流の一角を担っているのは、あなたの先見の明とたゆまぬ努力に負うところが大きい。

序文

ベッセル・A・ヴァン・デア・コーク（医学博士）

トラウマの記憶は、長きにわたり心理学および精神医学の分野において研究されてきた。その歴史は少なくとも一八七〇年代のジャン＝マルタン・シャルコーに遡る。神経学の父であるシャルコーは、パリのサルペトリエール病院においてヒステリー症の患者の研究を行っていた。彼は、患者たちが麻痺したり、痙攣したり、失神したり、突然崩れ落ちたり、激しく笑ったり、号泣したりする原因を突き止めようとした。シャルコーと彼が指導する学生たちは、これらの奇妙な動きや姿勢は、身体上のトラウマの痕跡だということに気づいた。

一八九九年、シャルコーの学生であったピエール・ジャネが、現在ＰＴＳＤと呼ぶものについての最初の本『心理学的自動症（*L'automatisme psychologique*）』[1]を著した。そのなかでジャネは、トラウマは無意識の行動および反応、感覚および態度といった手続き記憶のなかにあり、不安とパニックという内臓的な感覚、身体の動き、あるいは悪夢およびフラッシュバックなどの視覚的なイメージとして再生・再現されると論じている。ジャネは、トラウマの対処においては、記憶が全面かつ中心にあると考えた。つまり、強い感情に圧倒され、そのために記憶が適切に処理されないときに、初めてその出来事がトラウマになると論じたのである。そしてトラウマを抱える人は、のちにトラウマを想起させるような出来事が起きると、緊急時の反応を見せる。グラスが床に落ちたとき、パニックを起こしテーブルの下に身を隠したり、子供が泣き出したときに激怒したりしてしまう。これは、トラウマになった出来事が起きたときには適切な反応だったが、今となっては完全に場違いなものである。

優に一世紀を超える研究を経て、現在は、トラウマの痕跡は過去に起こった悪い出来事についてのナラティブとしてではなく、命の危機に際して経験した身体感覚として記憶されること、そして、それは今まさに起きていると知覚されるということがわかってきた。通常の記憶は時とともに変化し消えていくが、トラウマの記憶は、恐れや恥、激怒、崩れ落ちる感覚といった強烈な否定的感情を伴い、繰り返し起きてくる感覚や動きであり、通常の記憶とトラウマの記憶は、大きく異なることがわかってきた。また、これは「自伝的記憶」を作り上げる役割を担っている脳機能の瓦解が原因であることが明らかになり始めた(2)。

ジャネはまた、トラウマを抱えた人々は過去にとらわれていることを指摘した。彼らは、まるでトラウマに取りつかれたかのようになっており、つねに過去を忘れたいと望んでいるのに、なお恐怖が続いているかのように感じ、反応し続けている。トラウマを過去のものにすることができないので、自分の感情を抑え続けることで手いっぱいになり、現在の必要に注意を向けることができない。ジャネと同僚たちは、彼らが手掛けていたトラウマを抱えた女性たちは、理屈や常識、行動修正や罰則では完治できなかったという苦い経験をしている。彼女たちは睡眠暗示には明確に反応した。催眠をかけ、トランス状態でトラウマとなった出来事を再体験することによって症状が改善した。催眠により、古い出来事を心のなかで安全に再現し、イメージのなかで満足いく結論を導き出すことができたのだ。トラウマとなった出来事の最中では、無力感と戦慄に圧倒され、完了できなかった何かを満足させ、それにより、自分は実際にトラウマから生還し、自分たちの人生を再開できるのだということを腹の底から実感したのだ。

約二五年前に初めてピーター・ラヴィーンに会ったとき、古びた病院の資料室にあったカビ臭い写本で見た、魔術師の生まれ変わりに出会ったかと思った。魔術師にはお決まりの蝶ネクタイとフロックコートではなく、ピーターはボブ・マーリーのTシャツに短パン姿で、カリフォルニア州ビッグサーにあるエサレン研究所の芝生の上に立っていた。ピーターは、トラウマは身体に刻まれており、その治療のためには、保護されたトランス状態を作り、安全な場所から過去の恐ろしい出来事を振り返る必要があるということを明快に語った。そして、ピーターは、トラウマのわずかな**身体上の**痕跡を探り、身体と心を再びつなぎ合わせることが重要であると付け加えた。

私はたちまち興味をそそられた。トラウマのストレスを学ぶ初学者から、最新の神経科学研究者まで、科学者たちは身体的な行動と記憶の間の重要な関係性を指摘している。人体が圧倒され、無力感と麻痺状態を体験すると、その出来事はトラウマとなる。事態の結末を変えるためにできることがまったくないとき、すべての人体システムは崩れ落ちるのである。ジークムント・フロイトも、トラウマと身体反応との関係に魅了されていた。フロイトは、人々がトラウマを繰り返すのは、何が起こったのかを完全に憶えていないためであるとした。記憶は抑圧されているので、患者は「過去にあったものとして整理する代わりに、抑圧されたものを現在の経験として繰り返し体験する」[3]とフロイトは考えた。憶えていなければ、行動で示す可能性が高いのである。「記憶としてではなく行動して再生する。つまり、繰り返しているとは知らずに繰り返すのである。われわれは最終的に、これが本人にとって記憶することなのだと理解する」[4]とフロイトは述べている。しかしフロイトは、「人が自分の人生を再び見出すためには、安全であり心のなかが落ち着いている感覚を持たせてやる必要がある」ということは理解していなかった。

ピーターは、トラウマの解消のために、身体的な麻痺、過活性、および無力感に対処しなければならず、人生を取り戻すためには、何らかの**身体的**動きを取り入れなければならないことを理解していた。何が起こったかという物語を語ることも、効果的な「行動」である。自分もまわりの人たちも、このナラティブがあることによって、何が起こったのかを知ることができるのだ。しかし残念なことに、トラウマを受けた多くの人々は、自分のトラウマにとらわれ、このような重要なナラティブを創り上げることができない。

ピーターとの親交を重ねるうち、彼が身体感覚と身体活動がいかに重要な役割を果たしているかを熟知していることがわかってきた。トラウマを抱えると、自分に少しでも危害を与えそうな者には誰彼かまわずすぐにカッとなったり、逆に、容易に恐怖で身がすくむなどの目立った所見を示す。しかしピーターはそればかりでなく、わずかに息をひそめたり、微妙に筋肉が緊張したり、括約筋が硬化するといった、微細な反応を示すことがあること、さらに、トラウマによって身体、心、および魂という有機体のすべてが囚われとなり、今ここに明確な危険があるかのように行動し続けるということを、私に教えてくれた。

ピーターは、神経生理学者として研鑽を積んでから、エサレン研究所でアイダ・ロルフに師事した。彼が手技を行っているところに立ち会ったとき、モーシェ・フェルデンクライスを思い出した。フェルデンクライスは、純粋に心的、あるいは精神的な経験などないと主張し、「『ソマティック（身体）』と、『サイキック（精神）』のように、人間を二分する考えは、もはや時代の要請に応えることはできない」[5]と語った。主観的な経験はつねに身体的要素があり、身体的経験は、精神的要素を持つ。

脳は、身体で体験される精神的な活動によってプログラムされている。感情は顔の表情と身体の姿勢という形で表される。たとえば、怒りは拳を握りしめ、歯を食いしばることで表され、恐れは固くなった筋肉と浅い呼吸によって示される。思考と感情は、筋肉の緊張の変化と連動している。したがって習慣的なパターンを変えるためには、感覚、思考、記憶および行動を結ぶソマティックなつながりを変えなければならない。そして、セラピストは、そのようなソマティックな変化を観察し対処することが求められる。

シカゴ大学の学生だったときに、ユージン・ジェンドリンは私に、「自己の意識であり、思考と行動の間の空間」としての「フェルトセンス」を教えようとしたが、フェルトセンスが何なのかを、そのときは理解しえなかった。しかし、ピーターが身体意識を学習のカギとして活用しているのを目の当たりにしたときに腑に落ちた。ピーターが用いたタッチは、とてつもない助けになった。私の専門分野での教育では、タッチは厳しく禁止されており、また子供時代も身体接触はほとんどなかった。ピーターが使ったタッチのおかげで、私は自分の内的経験に、よりよく気づくようになった。タッチは、心地よさと生理学的な安全を互いに与えあえるもので、タッチの持つ大いなる力をピーターから教えられた。

内部の感覚、つまり私たちの原初的な感情に気づくようになると、喜びから痛みにいたるまでの生きた身体的体験を直接味わうことができるようになる。大脳皮質ではなく、脳幹の深い層で生じた感情を感じることができるのだ。この点を理解しておくことは大変重要だ。トラウマを抱えた人々は内的に起きている体験に怯え切っている。トラウマを抱えた人に、呼吸に注意を向けるように言うと、パニック反応を引き起こす恐れがあるし、落ち着くように言えば、さらに動揺が激しくなる。

このように自分の身体から切り離されることが神経系に及ぼす影響は、脳スキャンで観察できる。長期的に身体、心、脳をシャットダウンさせてきたPTSD患者においては、内側前頭前皮質と島《とう》が萎縮していることが多い。前者は自己認識をつかさどり、後者は身体感覚の認識をつかさどっている。こうしたシャットダウンは、大いなる犠牲を伴う。痛みやストレスをつかさどる脳の領域は、同時に楽しみや喜び、目的意識や人とのつながりをつかさどっているのである。

ピーターは私に、自己や他者への否定的な判断が心と身体を緊張させ、これによって学習が阻害されることを教えてくれ、本書にもそれが説明されている。回復するためには、自由に探索し、新しい動き方を学習しなければならない。そうすることによって、初めて神経系が自身を認識することができ、そこから新たなパターンを形成することができるのである。これは、新しい動きや呼吸の仕方を探求することや、人とつながることからのみ達成可能である。「治療」を目的に特定の動きを処方しても何の意味もなさない。

以降の章で、ピーター・ラヴィーンは、トラウマの記憶は潜在的であり、感覚、感情および行動のパッチワークとして身体と脳に刻まれていると説明している。トラウマの痕跡は、物語や意識的な記憶とは異なり、感情、感覚および心理的な自動反応のように、身体が勝手に行っていく「手続き」の形をとって、密かに私たちを支配している。トラウマが手続き的な無意識行為として現れているとき、アドバイスや薬物、理解、治療ではどうすることもできない。私は、「生来の生命力」と呼んでおり、ピーターは、「耐え抜き勝利するための生来の衝動」と呼んでいる、その力にアクセスして治療するしかない。

これは何からできているのだろうか？ これは、自分自身を知ること、自分の身体的な衝動を感じること、自分の身体がいかに固くなり萎縮しているかに気づくことであり、また、内面の意識が高まるにつれて、感情、記憶および衝動がどのように沸き起こってくるのかに気づくことである。トラウマの感覚の痕跡は、その後の反応、行動および感情や気分に強い影響を及ぼす。われわれは、過去から忍び寄る悪魔を寄せつけまいと絶えず見張ることに慣れてしまっているが、これからは、この悪魔を裁くことなく、それは何なのか観察することが必要だ。これは、本能的な運動行動プログラムを賦活させる信号なのだ。自然が導くままに従うことによって、われわれは自身との関係性を再構築することができる。しかし、このマインドフルな自己観察は簡単に圧倒されうる。そして、パニックや爆発的な行動、凍りつき、崩れ落ちが引き起こされる。

トラウマを持つ人の過敏さに対処する方法として、ピーターは「ペンデュレーション」という概念を用いている。少しだけ内部の感覚に触れ、それを感じても生きていられると気づき、そしてまた意識的に安全な場所へ戻ってくることを学習するのである。このやり方は、解除反応や、私がよく使う表現だが、「トラウマを吐き出す」こととは異なる。「フェルトセンス」への慎重なアクセスのやり方を学ぶことによって、奥深くつねに鳴りやまない危険信号に気づきつつ、巧みに生き抜くすべを身につけていくのだ。戦慄と無力感に付随する感覚を感じても大丈夫だと思えるようになるには、まず内なる強さと健全な攻撃性に触れなければならない。

本書のもっとも独創的で素晴らしい議論といえるのは、逆境に立ち向かうためには、脳のモチベーションと行動システムの両方を活用する必要があるということである。モチベーション・システムは脳のドーパミン系によって、また行動システムはノルアドレナリン作動性システムによって機能している。大いなる困難に目的意識をもって対処するためには、治療過程において、両方のシステムを刺激していくことが必要である。これは過去の悪魔に立ち向かい、それを変容させ、なすすべもなかった状態から、完全に自分の人生を把握している状態へと変容するための必要条件である。

よいセラピーとは、内面に潜んで咆哮を放っているものに圧倒されることなく、フェルトセンスを感じることを学ぶということだ。あらゆるセラピーで一番重要な表現は、「気づいてください」および「次に起こることに気づいてください」という言葉である。内側のプロセスを観察できるようになると、脳の論理的な部分と情緒的な部分をつなげる回路が活性化する。これは、**人が意識的に脳の知覚システムを再構成することができる、現在知られている唯一の回路である**。「自己」とコンタクトするためには、自分の身体と自己を感じることをつかさどる重要な脳の領域である前島を活性化しなければならない。多くの霊性開発の伝統においては、深い感情的、感覚的状態に耐え、それを統合させていくために、呼吸、動き、および瞑想法を発達させてきたとラヴィーンは指摘している。

Somatic Experieincing®（ソマティック・エクスペリエンシング）〔以下ＳＥ™と表記〕は、ゆっくりと時間をかけて、内なる感覚と微妙な動きにマインドフルで細心の注意を向けていく。これは、自己のフェルトセンスではなく、外側に向けられた行動に焦点を当てているさまざまな表現的なセラピーとは非常に異なっている。内面の体験に意識を向けると、無意識で反射的な傾向を持つ手続き的な動きが表層に現れてくる。これにより、意図的に、意志をもって行動するときに活性化される脳の部位ではなく、おそらくは、小脳や錐体外路システムなどの異なる脳システムが活性化すると思われる。

トラウマ体験からの生還者に、トラウマを繰り返し詳細にわたって再体験させ、彼らを恐怖と生理学的過活性の状態に留置し、当然のこととして過去の激しい苦痛がさらに強化される状態を生み出す危険を冒している治療方法が見受けられる。このようなことをしてしまうと、トラウマの記憶は、新たな戦慄体験と結びついて固定化され、内面の世界によって圧倒されている感覚が強化されていく恐れがある。ＳＥ™は、これらの療法とは厳然として異なる。

本書は、具体的な事例が豊富に盛り込まれており、自動車事故などのトラウマの犠牲者だけでなく、新生児、幼児、学齢児童、および兵士に対して、ＳＥ™をどのように実施したらよいかという詳細な説明がなされている。ＳＥ™は、トラウマに関連して条件付けられた反応を繰り返させることで、条件付けを「巻き戻す」わけではない。むしろ、圧倒された無力感に対抗する新たな経験を作り上げ、身体反応と感覚が自分自身のものであるという自己所有感を醸成する。

この取り組みは、トラウマによる身体への爆発的な攻撃のために未完了になっているものを完了させ、解決することによって、身体の中で凍りついている恥、悲嘆、激怒、および喪失感を、安息へと導く。ピーターの業績によって、彼が「破壊的説明欲求」と呼ぶものの衝動を超え、過去においては制御不能であった感覚や反応を制御可能とし、新たな内なる自己所有感を獲得することが可能となった。無力に打ち負かされた状態や、制御不能な激怒とは対照的に、今度は、「身体に落とし込まれた動き」という新たな経験を通して、自己所有感を獲得していく。**一歩下がり、自分の内面をよく見つめ、感覚と感情の激しさを抑え、生来の身体的な防衛反応を賦活することができるようになって初めて、不適応に凝り固まった無意識の生き残り反応を修正することができるのであり、そのときこそ、呪いのようにつきまとう記憶を、穏やかに休ませることができる。**

トラウマと記憶　もくじ

トラウマと記憶

——脳・身体に刻まれた過去からの回復

はじめに　トラウマの地勢学

今も未来も存在しない。あるのは何度も繰り返し起こる過去だけだ。

——ユージン・オニール

過去による支配

人間は、遠い昔から記憶に苦しめられてきた。恐怖と戦慄、無力感、激怒、憎しみ、復讐心、絶望的な喪失感の記憶である。ギリシャやシュメール、エジプトの悲劇的叙事詩などの古代文学に加え、何百ものトラウマに関する現代の書物と夜のニュース番組、有名人の告白などのなかで、トラウマは人間の経験の核として存在し続けている。

人間は、他者に苦しみやトラウマを負わせようとする無限の欲望を持っているように見えるが、一方で、われわれはトラウマを生き抜き、適応し、最終的にトラウマ体験を変容させる力も持っている。熟練したセラピストたちは、命を脅かし、圧倒される体験の後遺症に苦しむ人々を助けるために、人間に生まれながらに備わったレジリエンスと癒しの力を活用している。

これらの出来事には、戦争、暴行、性的いたずら、虐待、事故、侵襲的な医療処置、自然災害、および愛する人のひどいケガや突然の死の目撃などがある（しかし、これらに限定されるものではない）。これらの生体への「ショック／衝撃」が、その人の生物学的、心理的、社会的な均衡をくずしてしまうことがある。ある特定の出来事の記憶が、その他すべての経験の意味合いを変え、そのために今この時を味わうことができなくなるのだ。過去に乗っ取られ、新しい状況にも慣れ親しんだ状況にも集中できなくなる。ある特定の記憶にのみ、釘付けになってしまうと、眠りは敵になり人生はその色合いを失う。

病理学的にも、治療においても、トラウマの記憶に関する見解は統一されていない。事実、研究所ごとに異なる研究結果が報告されている。さらに、臨床家と研究者がコミュニケーションを取ることは稀である。つまり非常に不幸な状況というわけだ。もっとも重要なことには、トラウマの記憶は基本的に他の種類の記憶とは異なるということだ。そのために、治療において、誤用や混乱が起きやすい。

本書は主に、クライアントのトラウマの記憶に対処するセラピストに向けられたものだが、つきまとう記憶の解明を試み、なんとか心の平安を取り戻したいと願っている人々にも役に立つだろう。また、記憶がいかに人生を支配しているか、記憶の不明瞭さ、得体の知れない不確かさ、および記憶のすべてを、科学的および臨床的に理解したいと、単純に興味を持っている熱心な読者にも向けて書かれている。

記憶に対する探究を始めるにあたって、記憶は基本的に構造と機能の両面で異なるということを理解する必要がある。これらの独特な記憶のシステムは、脳の異なる部分で働いており、人が健全に機能するためには、互いに協力的に作動しなければならない。本書は、幽霊たちとうまくやっていく方法、および独裁者から自分自身を解放する方法の習得について書かれている。

現代の心理療法は、フロイトとその弟子たちの精神分析的アプローチか、認知行動療法的アプローチが主流となっている。しかし、人間の苦痛を緩和するこれらの手段は、トラウマとその潜在的な記憶の刷り込みへの対処に関しては限界を持つ。これら従来の治療法は両方とも、トラウマに関連する一部の機能不全には確かに対処しているが、原因の根本には到達していない。従来の治療法は、トラウマによって衝撃を受けた重要な身体および脳のメカニズムに十分に対処していない。そのため、癒しを希求するもっとも基本的な欲求は満たされないままになっている。

トラウマは脳に衝撃を与え、理性を麻痺させ、身体を凍りつかせる。不運な犠牲者はトラウマによって打ちのめされ、荒れ狂う苦痛と無力感、絶望の海へと投げ出され、漂流する。クライアントの激しい苦しみを目撃するたびにセラピストは、この人を苦痛から救済する方法はないのか、と思うのである。セラピストは、昔からトラウマの記憶に働きかける方法論を試してきた。これらのアプローチを年代順にあげると、メスメリズム、催眠術、分析、暴露、ソマテイック・エクスペリエンシング（SE™）、眼球運動による脱感作および再処理法（EMDR）およびポイント・タッピングなどのさまざまな「エネルギー心理学」になるだろう。

精神力動領域におけるセラピストの多くは、クライアントが過去に支配されていることをよく理解したうえで対処しなければならないことを知っている。そのうえで、クライアントがよりよく、より健康的で、現在を見据えた、効果的で生き生きとした日々を過ごすことができるようになることを目標としてセラピーを行っている。しかし、トラウマが身体、脳、および理性、さらには心と魂に、どのように記憶の刷り込みとして刻み込まれるのかという仕組みを理解しなければ、セラピストは原因と結果の迷宮で、必ずや道を失う。

トラウマを被ると、人は「脅威である」と解釈した事象に対し、繰り返し本能的な身体反応を示すようになる。効果的な治療を行うには、この点を理解しておくことが肝要である。つまり、なぜトラウマによって、抑うつ、双極性障害、活力の消失などの慢性的気分障害が起こり、恐れ、戦慄および怒りといった感情が強く感じられるようになるのか、そして最後には、自傷行為や反復脅迫的行為に行き着くのか、理解することが必要である。**脳に溜まり身体に抱え込まれたトラウマの記憶の多次元構造**をしっかりと把握しないと、セラピストは不明瞭さと不正確性の沼地に取り残されてしまう。いわゆる回復された記憶についての誤った理解が、患者とその家族の多くの不必要な苦痛と苦悩の原因となっており、セラピストに混乱と自信喪失をもたらす。

多くのセラピストは、認めたくないかもしれないが、記憶について誤った理解をしている。研究領域、および臨床領域の心理学者たちは、ともに「言語的に接近可能な記憶」と呼ばれているものを研究している。この「宣言的」記憶が正しいと、小学校、中学校および高校では成績がよいと評価され、大学や大学院でさえこうした傾向が見られる。心理学者と心理療法家は、こうした学問的伝統の産物であるがゆえに、反射的に、この特別な種類の意識的記憶こそが記憶であると考えたとしても不思議ではない。しかし、意識的な**顕在**記憶は、深く巨大な氷山の一角である。水面下に**隠れた暗黙の原初的な体験**こそが人間の動機づけの根幹をなしており、意識はそれらをわずかに認識できる程度である。しかし、心と身体両方のトラウマとその記憶痕跡に有効に働きかけようとするならば、まずその原理を理解することが必要である。

第1章　記憶——めぐみ、そして呪い

記憶の錯覚

記憶とは一連の選択されたイメージであり、捉えどころがないものもあれば、消えないように脳に刻まれたものもある。それぞれのイメージは糸のようなものであり、複雑な構造のタペストリーを作るためにひとつひとつの糸が互いに織り込まれている。そのタペストリーは物語を語っている。その物語こそが過去である……。先人と同様、私には視覚という賜物が与えられている。しかし、真実は光によって色合いを変える。そして、明日は昨日よりも明確になることがある。

ケイシー・レモンズ脚本の映画『プレイヤー／死の祈り（*Eve's Bayou*）』

二〇一五年のはじめ、著名なジャーナリストで人気ニュースキャスターのブライアン・ウィリアムズが、戦場で非常に大きな脅威に晒されたという自身の経験が「虚偽」および誇張だったという不名誉な失敗で番組を降板した。実際は、ウィリアムズの乗ったヘリコプターはロケット推進式手りゅう弾に攻撃されたヘリコプターの後ろを飛んでいた。しかし、時間とともにその話が変わっていき、ウィリアムズは砲撃されたヘリコプターそのものに乗っていたと主張した。一般市民や評論家は、ウィリアムズがあからさまに誇張された武勇伝を語ったことで、自身の評判を貶めたことに驚き、この誠実で仕事熱心なレポーターに、どうして騙されてきたのかを皆が自問した。

しかし、有名人による同様の「誤り」にわれわれはしばしば遭遇している。たとえば、ヒラリー・ロダム・クリントンは、ボスニアで狙撃手に狙われたと主張したものの、後にこの主張は「誤りだった」ことを認めた。政治的な舞台以外でも、ミット・ロムニー〔訳註：アメリカ共和党の政治家、元マサチューセッツ州知事〕は自分が生まれる九カ月前に催されたデトロイトの五〇周年祭を覚えていたと主張した！　全員明らかな嘘つきなのか、または何かが起こっているのだろうか？

答えは、これらは記憶の歪みの一種だということである。特に強度のストレスや危険に晒されたときには、人は簡単に影響を受けやすい。さらに、家族の写真を繰り返し見せられたり、同じ話を繰り返し聞くと、やがてそれは「事実」として記憶される。そうであれば、ロムニーの「誕生前の記憶」も、必ずしも根も葉もない嘘とはいえないだろう。実のところ、特定の出来事への意味づけが記憶の内容に大きな影響を及ぼす。精神分析医のアルフレッド・アドラーによれば、「人は数えきれないほど多量のイメージを体験するが、感情を伴うものだけを記憶する。どんなに不確かでも、そうやって自分の状況を理解し納得しようとする」。

アリストテレスは、人間は白紙の状態で生まれ、蝋《ろう》でかたどったかのように、連続した記憶が刻み込まれた生命の産物であると信じていた。しかし、記憶はそのようなものではない。記憶は具体的で断定的なもので、ビデオのようにいつでも自由に再生できるものではない。われわれは、この不都合な事実を受け入れなくてはならない。記憶は一瞬たりとも安定せず、絶え間なくその姿と意味は変化している。記憶とは、個別の現象でも固定した構造でもなく、石の土台に永久にセメントで固められたようなものでもない。むしろ、時間とともにこぼれ落ちていく砂の上に建てられた、トランプを組み合わせて作った楼閣のようなもので、人の意味づけや解釈によってようやく立っているにすぎない。実際、記憶は継続的な再構成物であり、ハイゼンベルクの不確定性原理によるところの、気まぐれでまったく予測不可能な電子にもっとも類似している。位置や運動量を変える電子の動きを観測するのとまったく同じで、記憶は一日中および四季を通じて光と影に合わせて印象と姿を変える。絶え間なく縦糸と横糸が変幻自在に編み込まれ、記憶というやわらかな織物が生み出されているのだ。

文学や映画は長い間、記憶の誤りに魅了されてきた。記憶の危うさと主観性は、一九五〇年の黒澤明監督の映画『羅生門』のなかで巧みに描かれている。四人の登場人物がそれぞれ、同じ出来事に対してまったく対照的なことを語るのである。この映画と同様、記憶は束の間の夢のようなものである。つまり、思い出そうとすれば、記憶はその指の間をすり抜けていく。唯一真実といえるのは、記憶は絶えず変化しているということだ。何かを思い出す過程で、われわれは記憶を変化させることなく観察することができるのだろうか？　短い答えは、「できない」である。

近年その数を増している認知神経科学者と並んで、哲学者や映画製作者は、記憶の正当性を疑問視している。作家のマーク・トウェインは「私は年寄りだ。そして人生は辛いことばかりだったと記憶している。しかしそれらのほとんどは、実際には起こらなかった」と語っている。つまり、差し迫った現在の不幸な状態が、実際には起こらなかった出来事を「思い出させる」、強いて言えば、作り出す原因になっているのである。実際、最近の研究ではっきりと示されているが、記憶とは情報を継続的に選択、追加、削除、再配置し更新する、**再構築の過程**である。すべては生き残り、生活していくために必要な適応のプロセスなのだ。

後続の章では、記憶が常時変化するという特性のために出てくる影響と、特にトラウマに固有な記憶についての理解を進めていく。その作業を進めていくうえで押さえておかなければならないことは、われわれが何をどのように思い出すかは、現在の気分によって決まる可能性が高い、ということである。実際、トラウマの記憶に効果的に対処するためには、現在の気分を変化させることが必須条件である。臨床領域でトラウマに対処するにあたり、今まで理解されてこなかったことがある。それは、どんな理由で今そういう状態であるかは別として、現在の気分、感情および身体的感覚が「何をどのように思い出すか」に大いに影響を及ぼしているということだ。認知領域にある記憶されているイメージや思考は、現在の感情状態にマッチするよう呼び起こされ、（無意識に）選択されている。現在の気分と体感は、ある出来事についてどんなことを記憶しているかに影響を与え、さらにわれわれが記憶を絶えず新たに再構築していく過程において、重要な役割を果たしている。現在の気分と体感が、われわれと記憶との絶えず変化している関係性を構造化している。

記憶の実用性と信頼性を確認するには、記憶の生物学的ルーツを探るとともに、記憶が心理的、発達的および社会的な側面でいかなる機能を果たしてきたのかを吟味することが必要だ。もし記憶が人を惑わすだけの架空のものであると、はっきりと証明されたら、記憶の価値とは、またその限界とは何なのだろうか？　どのようなときには記憶を信頼することができ、どのようなときは記憶がわれわれを裏切るのだろうか？　これでは不確かさと曖昧さの海の中で、もがき苦しむだけではないか？　さらに、セラピストや家族、弁護士や政治家などの「魔術師たち」によって、いつ記憶が作り上げられるのだろうか？　社会や部族、家などの集合的無意識によって、いつ記憶が歴史的にゆがめられたのだろうか？　そして、こういった魔術師たちや権力は、いつ意図的に働き、いつ無意識的に働くのだろうか？

トラウマの変容をもたらすとされる多くの方法論において、理解が不十分であったり、あるいはまったく顧みられてこなかった重大なことがある。それは、記憶はどのような状況であれば癒しの力となりえるのか、逆に、いつ記憶は破壊的になるのか、どのような状況だと、記憶によって人が自ら苦痛を生み出し、不必要な苦しみを味わうのか、ということだ。もっとも重要なことは、どうしたらこれらの違いを見極めることができるか、である。

記憶の小道を歩く

記憶は、アイデンティティの根幹を形成しており、人間であるとはどういうことかという定義づけをしてくれる。記憶は完璧に正しく永遠ではないにせよ、新しい状況においてわれわれを導く方位磁石になる。記憶は新しい体験をするたびに、文脈として理解できるように助けてくれる。だからこそ、自信を持って次の行動を計画することもできるし、今まで生きてきた道筋について納得できるような物語を形成することもできる。つまり、われわれは記憶を介することによって、この世での生きるすべを身につけているのだ。新しい趣味や、新しいダンスのステップを習っているとき、知らない人々と交流しているとき、新しい概念を理解しようとしているときになぜ難しく感じるかというと、過去に新しい情報や経験を整理するために作り出してきたテンプレートが使えないからだ。

記憶の最低限の機能とは、過去の経験から選択的に情報を取り出し、失敗に終わった行動を繰り返さないようにし、効果的だった行動を選択することによって、未来を安全なものにするということだ。これは過去の出来事によって適度に影響を受けてはいるが、過度に抑制されない人生を生きるためだ。記憶が過去と現在をつなぐ連続性の糸となっている。類似しているものと違っているものを区別し、それと同時に、脅かされたときと安全で満足したとき、成功したときと失敗したときの違いを理解し、その情報を整理することで、われわれは現在と未来の行動を選択する。なぜならわれわれは、過去よりもより適応的で、報酬が大きく、満足できる未来を作り出すことを切望しているからだ。「過去には未来がない」と言った、カントリー歌手のヴィンス・ギルの言葉が真実のように思える。

爽やかなある秋の日、森の中を親しい友人と気持ちを通わせながら落ち葉を蹴散らし、楽しく散歩した思い出は、心地よい記憶として思い出される。それは、どんなに昔のことであっても、落ち葉のカビ臭い匂いや、落ち葉を蹴り上げるたびにカサカサいう音、冷たい空気や美しい紅葉などの、体感とともに記憶されている。早く忘れたいと思うような不快な記憶も、同様である。いやな記憶ほど強烈に思い出されることは、よくあることだ。たとえば、恋人に振られたとき、昇進を逃したときなどの記憶は、心から締め出すことができない。こうした辛い記憶はいつまでも忘れることなく、長い間われわれを苦しめる。そして、それを思い出すときはいつでも、初めて起こったときと変わらず、生々しく辛く感じられる。また、こうした辛い記憶と関連づけられた匂いや眺めや音、体感を経験すると、そのたびに不快に感じたり、イライラしたりするし、ひどいときは断固としてそれらを避けたりする。特定の記憶を思い出させるあらゆるものを、意識的にせよ無意識にせよ、避けるのだ。

しかし一方で、楽しいものでも、辛いものでも、過去の経験を比較的理路整然とした物語として、友人やセラピストと共有することもできる。ある特定の記憶について深く考え、そこから何かを学び、人生を前向きに生きることもできるのだ。大きな成功はもとより、小さな勝利や達成の体験であっても、それらはわれわれの人生を豊かにしてくれる。それと同様に、誤りや失敗によっても豊かに強くなれるのである。

記憶の大きな特徴は、よいものであれ悪いものであれ、楽しいものであれ悲しいものであれ、怒りであれ満足であれ、体感と感情が染み込んでいるということだ。実のところ、こうした情動的な反応こそが、学習を促進し強化する。学習とは、現実に対処するために、過去の経験（つまり「記憶の痕跡」[1]）から記録されたパターン、情動、振る舞い、知覚および概念を当てはめていくプロセスだ。過去の記憶は、しばしば意識的に用いられ、現在および未来の計画に影響を及ぼしている。テレビで繰り返し流れてくるニュース映像とは対照的に、記憶は変わりやすく、一生を通じて何度も形を変え再形成される。記憶は流動的なもので、つねに形成と再形成を繰り返しているのだ。

トラウマの記憶

最悪なんてものはない。

——ジェラード・マンリー・ホプキンス

幸せなものであれ不幸なものであれ、いわゆる「普通の」記憶が、時とともに構成され再構成され、動的に変化していくのに対して、トラウマの記憶は固定され静止している。トラウマの記憶は、過去の圧倒された経験によって刻まれた「記憶痕跡」であり、脳、身体および精神に深く刻み込まれている。これらの辛く凍りついた刻印は変化することなく、現在の状況に照らし合わせてアップデートされることもない。その刻印が固く凍りついているため、心新たに生きるための戦略を考えたり、トラウマを作り出した出来事に新しい意味を付与することができない。みずみずしく変化を続ける「今」を生きることができず、人生に流れが生まれない。つまり、過去は現在に生き続けているのである。ウィリアム・フォークナーが『尼僧への鎮魂歌（*Requiem for Nun*）』（阪田勝三訳、冨山房）で「過去は決して死なない。過去は過ぎ去ることもない」と書いたことは真実なのだ。むしろ、過去はあらゆる種類の恐れ、恐怖症、身体症状および病気として、現在に生きている。

楽しい記憶、あるいは厄介な記憶でさえも、通常は理路整然とした物語として整理され、思い出すことができるのに対して、「トラウマの記憶」は、感覚や感情、イメージ、匂い、味、思考などの意味不明な断片として沸き起こってくる。たとえば、自動車事故による火災から生還した人は、ガソリンスタンドで給油中にガソリンの匂いを嗅いだときに、突然胸がドキドキしはじめ、激しい恐怖および逃げ出したい衝動に襲われる。これらの混乱した断片は、整理された物語として出てくるのではない。個人の意思にかかわりなく、断片的な侵入的イメージや、身体症状として突然「再現」され「再体験」される。これらの「フラッシュバック」から自分を解放しようとすればするほど、こうした記憶はつきまとい、苦しみを生み出し、生きる力を奪っていく。そして「今・ここ」に生きる能力を著しく損なうのだ。

トラウマの記憶は、無意識のレベルで「アクティング・アウト（表出行動）」という形を取ることがある。たとえば、繰り返し「事故」にあったり、無意識のうちに自分を危険な状況に晒したりする。二つの例をあげよう。子供の頃に性的ないたずらをされた女性が、長じて売春婦となり、しまいには暴力的な男性と抜き差しならない関係になったり、危険なセックスを繰り返したりする。またはスリルと危険の「中毒」になってしまった軍人が、退役した直後に警察の特別機動隊に応募する。トラウマの記憶は、すでに苦しみ弱っているサヴァイヴァーのもとに、突如生々しく恐ろしい体験として噴出し居座る。これらの断片は、寝ていようが起きていようがどこからともなくやって来て、苦しむ人をさらに切り刻む。トラウマを受けたということは、終わりのない悪夢に落ちたということだ。耐え難い苦痛が休みなく再現され、数々の強迫観念と強迫的行動を止めることができない。こういった侵入的体験をどうにか処理、統合させ、こうしたトラウマの記憶を鎮めたり、こういう記憶があってもなんとか落ち着いて生きていけるようになるために、理路整然とした物語を語れるようになるまで、トラウマを受けた人々は、拘束された人生を生きている。このトラウマ体験の「完了」こそが、過去と未来の間の連続性を回復させ、回復力と、現実的な楽観主義を引き出し、人生を前進させる。

過去を振り返る

二〇世紀の精神分析学において、「神経症」治療におけるトラウマの記憶の扱いは、〔解読にてこずった〕ロゼッタ・ストーンのようなものだった。フロイトが、症状を引き起こす、抑圧された記憶を扱った先駆者であるとは実は言い難いものの、今ではもっともよく知られている。しかし実のところフロイトは、パリのサルペトリエール病院で働いていたジャン゠マルタン・シャルコーとピエール・ジャネという巨人の肩の上に立っていたのである。実はシャルコーとジャネが、抑圧と解離と呼ぶメカニズムによってトラウマの記憶が意識からどうやって隔てられるのか、またセラピーでいかにしてこれらの切り離された断片を顕在意識に持ち込むかということを最初に評価したのである。シャルコーとジャネの先駆的貢献が、フロイトを刺激し、彼の初期のトラウマ研究に影響を与えたことは間違いない。

しかし、フロイトはトラウマの起源は圧倒されるような体験である、という認識を変え、「エディプス・コンプレックス」およびその他の「本能的な対立」による内面の作用であるとの説に転じたため、ジャネの偉大な貢献は影が薄くなってしまった。フロイトがカリスマ的な影響力を持っていたうえに、家族の虐待や性的いたずらといった問題が非常に扱いにくかったため、トラウマは圧倒される体験から生まれるという事実は、第一次世界大戦で「シェル・ショック」〔戦闘による心的外傷後ストレス障害〕を受けた兵士が帰還するまで、心理学のレーダーからほとんど消えてしまった。当時尊敬を集めていたヴィクトリア朝の医師や弁護士、銀行家の家庭内でも、子供への性的虐待が行われていたという、不穏な家庭内の精神的病理に向き合わずに済むため、社会も心理学も、フロイトの、「エディプス・コンプレックス」などの無意識の葛藤を扱う新しい考えに従うことを好んだ。幸運なことに、ジャネの優れたトラウマへの理解、トラウマの因果関係および治療に関する洞察は、一八八九年初版のジャネの画期的な著作『心理学的自動症』（松本雅彦訳、みすず書房）の一〇〇周年を記念した、影響力の大きい論文上で、ベッセル・ヴァン・デア・コークとオノ・ヴァン・デア・ハートによって再検討された。[2,3] トラウマを理解し、治療方法を検討してきた基本的な歴史は、ヴァン・デア・コークの包括的な最新著作『身体はトラウマを記録する（*The body keeps the score*）』（柴田裕之訳、紀伊國屋書店）のなかで丁寧に取り扱われ敬意を払われている。

記憶の戦い――偽りの記憶の真実、真実の記憶の偽り、そして偽りの聖杯としての「記憶抹消薬」

記憶とは歴史的な嘘の積み重ねだ……。
記憶と同様に、優れたフィクションには特定の日付と時間がなければならない。
そうすれば、あたかも真実のように見える。

——ダニエル・シュミット、スイスの映画監督

二一世紀の変わり目の二〇〇〇年に、記憶は現代の認知脳科学において捉えどころのない聖杯となり、不敵にもノーベル生理学賞を獲得した。[*1] その一五年前にトラウマ治療における記憶の役割をめぐって、暴力的な分裂、バーチャルな戦いが起きた。その戦いの一方の参加者は、セラピストたちだった。彼らは、解離していて、長く忘れられていたか、または抑圧されていた子供時代の性的いたずらや虐待の記憶を「回復」させようとクライアントに激しく圧力をかけた。こうした苦痛に満ちた掘り起こし作業では、非常に大きな解除反応[*2]が繰り返し起こったり、暴力的なカタルシスを伴ったりした。これらの非常にエネルギーを消耗する「表出的」な治療がグループ単位で頻繁に行われ、クライアントは恐ろしい記憶が次々によみがえるのを体験し、苦悩や怒りを込めて叫ぶことが推奨（多くは強制）された。こういった患者の多くが、ウツ、不安およびパニック障害に苦しみ、必死で原因と治療法を求めていた女子大生であった。女子大生たちは、苦しみのあまり、集中的なカタルシスを生み出す療法によって、「罪の許し」や慰めが得られるのではないかと、狂ったようにこうした療法に参加した。

このようにして「回復」された記憶が真に迫ったものであったため、彼女たちは、自分たちの懊悩に「説明」がついたと思い、自分たちの身の置き所を見つけたと思った。こうしたカタルシス反応は、中毒性を持つアドレナリンの非常に急速な放出と、内因性オピオイド（エンドルフィン）の放出を促進した。[4] このオピオイドも伴う生化学的な混合物は、同じ物語を共有することで生まれた強力なグループの絆とあいまって、非常に説得力を持った。[5] 実際、これらの患者の多くは家族に関する虐待および戦慄の体験を持っており、こうしたセラピーを通して真相が明らかにされた。しかし、不運なことに、こうしたセラピーは混乱を喚起したり、不正確であることも多かった。その上、たとえ正確であったとしても、こうしたセラピーは、深く永続的な癒しをもたらすことはなかった。また、多くの場合、こういった記憶の掘り起こしが、かえって不必要な苦しみの原因になった。こうしたセラピストたちの多くは、「回復」された記憶が正しいこと、そしてその治療的価値を完全に信じ切っていた。このようにして回復された記憶は、もしかしたら本当は起きていなかったかもしれない可能性や、患者とその家族の生活に有害な影響を与える可能性を彼らは否定していた。

もう一方の参加者は、記憶についての研究者グループであった。研究者たちは「回復」記憶は虚偽であることが多い、つまりは作り話であると熱心に主張した。研究者たちはおおむね実験に基づいて結論を出しており、その実験では、虚偽であると証明できる「トラウマ」になった出来事の記憶を被検者に植えつけることに成功した。こうした実験においてもっとも印象的なものは、大学生の被験者たちに、幼い頃にショッピングセンターで迷子になったという偽の記憶を故意に植えつけたものだ。これらの「記憶」には、知らない人に発見され両親の元へ連れていってもらったという、鮮明なイメージが含まれていたことが多かった。しかし、被験者の学生の親たちへの事前のインタビューではそのような出来事は実際起こっていないことが確認されている。しかしヴァン・デア・コークは、こうした子供時代の恐ろしい体験を思い出す際に、必ず伴う内臓レベルの苦痛を、被験者たちは表していなかったことを指摘し、この実験に反論した。[6] それにもかかわらず、こういった実験によって多くの研究者たちは、セラピーによる回復記憶のほとんどでないにしてもその多くは、無意識に、時には故意にセラピストによってクライアントの無意識下に植えつけられたものであると結論づけた。しかし、まずはベスの物語を見てみよう。

ベス

ベスが一三歳のとき、母親がプールで溺死しているのが発見されたが、その死の真相ははっきりしていなかった。悲しみに包まれた一〇代のベスは、母親が自ら命を絶った可能性についても苦しまなければならなかった。この衝撃的な出来事の二年後に、ベスは家も失った。山火事が起きて、近所の人たちを救助している間に、ベスの家が全焼したのである。

母を失った少女が、ぼろぼろのクマのぬいぐるみをしっかりと胸に抱き、炎に包まれている家を見つめて立ちつくしている姿を想像してほしい。ある報告によると、少女は日記が失われたことに悩んでいたという。もっとも恐れていたことは日記が火事で失われたことよりも、他人の手に渡ったかもしれないということだった。[7] この傷ついた一〇代の少女が、自らの思い出や個人的な秘密を日記に書き綴っていたことは容易に想像がつくだろう。

ベスはどうやってこの喪失を克服したのだろうか？　絶えずつきまとい隠れ潜む幽霊にどうやって対処したのだろうか？　母の謎の死や、それに続く突然の家の焼失とどうやって折り合いをつけたのだろうか？　失われた日記と同様、その答えはわからない。しかし、ベスのその後の生きざまによって、彼女の勇気と不屈の精神、忍耐力、集中力が知られることとなった。……エリザベス・ロフタスは長じて高名な記憶の専門家となったのである。

ロフタス教授は長年の間、治療によって回復された虐待の記憶の多くは偽物だという信念の下に、記憶を回復させるセラピーと聖なる戦いを続けていた。教授は、不快な記憶の消去に関する学生の態度についての調査を始めた。記憶消去剤の開発の可能性を探るためだ。学部生たちは、もし強盗に遭い、金品を盗まれたうえ殴られたら、その出来事についての記憶を鈍らせる薬を飲みたいかどうかを質問された。半数近くがそういった薬を手にする権利が欲しいと答え、一四パーセントが実際に使いたいと答えた。[8] 同様の質問について、二〇〇一年九月一一日の世界貿易センタービルでの「爆心地」の救助隊員だった消防士の二〇パーセントが、そのときの恐ろしい記憶を消去する薬を使いたいと答えた。ロフタス教授が驚いたのは、これが控えめな数字だったことだ。教授自身、「もし自分が攻撃を受けたら、私は薬を飲むでしょう」[9]と語った。実際、教授は気づいていないかもしれないが、一〇代のベスは母親と子供時代の思い出の詰まった家の喪失という手ひどい「攻撃」を受けている。

子供時代のベスのように、傷ついた子供がどれだけ記憶からの解放を求めても、記憶は影に潜む陰湿な幽霊のようにどこまでも追いかけてくる。記憶の地下倉庫からやって来てつきまとうものを、消したくないなどと、誰が思うだろうか？　一方で、人間性を失うリスクがあってもそうしたいか、という問題がある。困難な記憶に向き合い対処するために、より前向きで人生を肯定的に捉えることができる方法を見つけなければいけない。

辛い記憶は思いもかけない形で私たちの人生を形作っていく。次から次へと出てくるヒドラの頭を切り落とそうとする無駄な戦い〔ヒドラはクラゲのような無脊椎動物で、切り刻んでもそれぞれが完全な個体として再生する〕のように、どれだけ消し去り否定し、あるいは神聖視しようとも、こういった記憶はわれわれを苦しめ、呪い、型に嵌《は》めようとよみがえってくる。そういった記憶と戦うのではなく、その「圧縮されたエネルギー」を活用して、この記憶の締め付けから解放される方法を見つけるにはどうしたらいいだろうか？

記憶が本当に回復されたものか、あるいは架空のものなのか、という対立する二つの見解は、どちらも究極的には的外れなものだということを認めたほうがよい。トラウマおよびその他の精神と心の傷の治療に関しては、特にその議論は意味がない。両陣営の主張と、彼らが推奨する治療方法は、実はそれ自身が彼らの解消されていないトラウマであったり、精神力動的問題、科学的バイアス、偏見によるものではないかと見受けられるし、自分の主張を何としても守ろうと、互いにデータのあら探しをしているにすぎない。たとえ研究や臨床的観察が系統的に行われ、他のデータとも一致する結果が提出されても、それぞれの陣営が、敵方を本質的に不誠実、あるいはそれよりもさらにひどい存在と見なしており、理論もデータも、すべてことごとく間違いであると頭から決めてかかっているようだ。両陣営とも、不必要に防衛的になっており、互いに学びあうことをまったく望んでいないように見える。不運なことに、この論争は客観性を持ち、公に質問できる科学という場ではなく、しばしば法廷やゴシップ記事ばかりの「ジャーナリズム」、あるいは世論の場で、マスコミの有名人の体験談を通じて行われている。

こうした「記憶論争」は、実は記憶の本質に対する根本的な誤解に基づいている。

*1 エリック・カンデルが、ウミウシ（アメフラシ）の巨大軸索シナプスを使った学習の研究の功績によってノーベル賞を受賞した。

*2 解除反応とは、抑圧されていたトラウマとなった出来事を意識下で認識し、「再体験する」ことを意味する。

第2章　記憶という織物

記憶を作っているものとは……。

トラウマの記憶の性質を理解するために、かしましい「記憶論争」からは一歩引き、記憶を構成するさまざまな撚《よ》り糸を少しずつ選り分けてみよう。これらの撚り糸が一緒に織り込まれたとき、多様な質感を持った織物ともいえる「記憶」ができあがる。記憶は、大まかにいって二種類ある。**顕在記憶**と**潜在記憶**である。前者は意識されているが後者は比較的無意識である。それぞれに少なくとも二つの大きなサブカテゴリーを持つ、この二つの記憶システムは、異なる機能を持ち、独自の神経解剖学的な脳構造を介する。同時に、これら二つの記憶は、われわれが人生のさまざまな状況と困難を切り抜けるとき、われわれを導くようにと意図されている（図2．1を参照）。

顕在記憶――宣言的でエピソード的

そう、私は断固宣言する！

――スカーレット・オハラ、『風と共に去りぬ』

宣言的記憶は、顕在記憶のもっとも馴染みあるサブタイプである。記憶の世界における詳細データ、例えていえば洗濯物および買い物リストの一覧表である。宣言的記憶によって、われわれは物事を意識して憶えていることができ、起承転結のある物語を、そつなく語ることができる。多くのセラピストを含む世間一般では、この宣言的記憶がいわゆる「記憶」であると思っている。しかし、意識して思い出し、語ることができるこの宣言的記憶は、記憶のごく一部にすぎない。宣言的記憶の基本的な役割は、さまざまな情報を他者に伝えることである。これらの「意味」記憶は客観的で、思いや感情は含まれていない。宣言的記憶がなくては、車や飛行機、コンピュータ、Eメール、スマートフォン、自転車、スケートボード、さらにはペンすら存在しなかっただろう。実際、本もなかっただろう。おそらく火も利用されることなく、世界中に広まることもなかっただろう。人間たちはなすすべもなく、湿った暗い洞窟の中でずっとうずくまったままだったはずだ。つまり、今日文明として知られているものは、一切存在しなかったはずである。

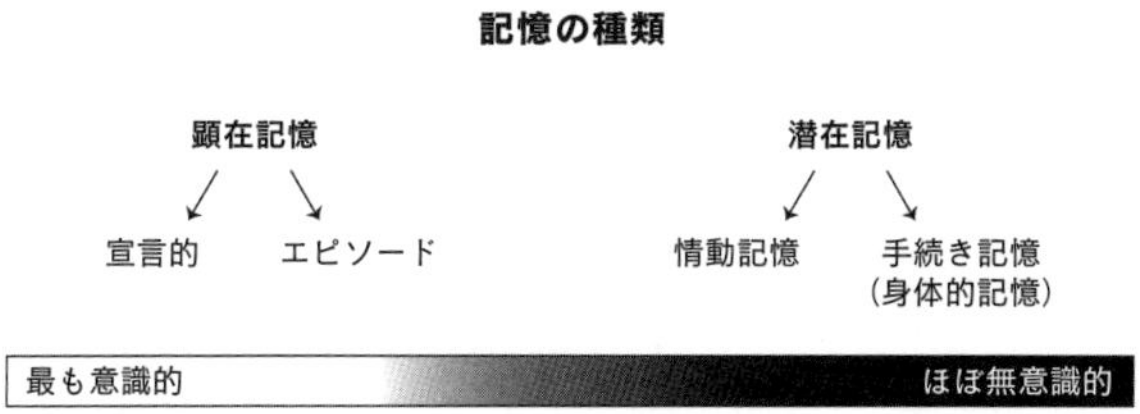

図 2.1　基本的な記憶システム

宣言的記憶は高度に構造化された大脳皮質を、ハードウエアおよびOS（オペレーティング・システム）として利用しており、比較的秩序立っていて、きちんと整理されている。宣言的記憶は記憶システムのなかでもっとも意識化されており、自発的なものであるが、それでも説得力にも活気にも欠けている。深層に及ぶ精神力動的アプローチにおいて、宣言的記憶を治療に用いることはまったく不適切である。しかしながら、多くの認知行動療法は、この宣言的記憶を基本的な構成要素としている。

もし宣言的記憶が、事実をもとにした「冷たい」ものであるとしたら、顕在記憶の第二の形態である**エピソード記憶**は、対照的に「温かく質感のある」ものだといえよう。エピソード記憶は、肯定的であろうが否定的であろうが、感情と活力にあふれており、それぞれの人生経験を豊かに記録する。エピソード記憶は、「合理的な」（顕在／宣言的）領域と「不合理」（潜在／感情的）な領域の間に動的インターフェースを形成する。この二つの領域を結ぶ役割によって理路整然とした物語が形成され、辛かった出来事を自分にも他人にも語ることができるようになり、自分に何が起きたのかを納得しながら生きることができるようになる。生々しい感情や繊細な思いを事実と関連づけ、処理し、そして自分が選んだ人とコミュニケーションしていくことは、トラウマから脱出するために不可欠である。未来もまた辛いものに違いないという認識を脱し、新しい体験、情報、そして可能性へと開かれていくのである。

失われた時を求めて

エピソード記憶（自伝的記憶と呼ばれることもある）は、意識的に思い出すというよりも、人生のある一場面が、スケッチのように自然に湧き上がってくるようなものだ。これらの記憶は、なんともいえない感情をたたえ、夢のような状態に包まれていることが多い。意識のレベルでは、こうした自伝的記憶は、「買い物リスト」タイプの宣言的記憶よりも意識されていないが、以下で述べるように潜在記憶よりも意識されている。一般に事実の羅列である宣言的記憶よりも、エピソード記憶はニュアンスに満ち曖昧である。エピソード記憶が湧き出るままに任せていると、思い出を行ったり来たりしながらぼんやりと霧の中を漂っているような感じになる。これらの記憶は時には不明瞭で曖昧だが、また別の時には鮮明で生き生きとしており、あたかも現実のように感じることもある。エピソード記憶は、「買い物リスト」のような宣言的記憶よりも不随意で興味深く活気がある。エピソード記憶は隠れてはいるものの、人生にしばしば重要な影響を及ぼす。

私のエピソード記憶について書こう。小学校五年生になった初日にブロンクスのP.S.94小学校から家まで歩いて帰ったときの思い出である。私は、新しい担任がいかにひどいかを友だちに話していた。すると、誰かがやさしく私の右肩をたたいた。そのため私の大げさで子供っぽい泣き言は遮られた。振り返ると、白髪交じりのくだんのクルツ先生だった。私は仰天した。「私のことをそんなにひどいと思ってるの?」と、クルツ先生は首を傾げながらいたずらっぽく私を見つめた。結局クルツ先生は小学校時代で最高の先生だったので、この話はハッピーエンドとなった。私にとってこの記憶は、ほろ苦くも甘い。五年生の頃の、他のことを思い出そうとしてもほとんど何も出てこないが、人生の転換点となったこの年の思い出は、このクルツ先生との一件にすべて集約されている。しかし今となってはこの思い出に浸っても、あのとき肩に先生の手を感じたときほどは、ドキッとすることはないが。

前述の通り、あの年を振り返ってみると、クルツ先生についてのこの記憶以外は、何一つ自発的に思い出せない。実際、一年生から六年生までは、散らばったわずかな記憶しかなく、そのほとんどは非常に不愉快なものだ。他の教師たちは、非常に退屈で厳しく、残酷ですらあった。「教育(education)」の語源のラテン語「*educare*」は、「育てること、または引き出すこと」であるが、私の小学校時代の教育は、そのラテン語とは大違いで、各科目の知識を無理やり飲み込ませるものだった。私は学校が嫌いだったし、学校も私を嫌っていた。

クルツ先生のエピソード記憶は、私個人の自伝的物語の重要な要素へと発展した。この記憶を通して、私は人生のこの時期を理解し、それを他者に伝えることになった。はじめはわからなかったが、クルツ先生とのこの記憶は、他の耐え難い悲惨な「学習」体験から離れる旋回軸であった。この体験は触媒反応を起こし、新しい記憶が形成された。それは、学習はポジティブな体験であり、楽しくさえなるということだ。この新しい価値観は、その後の私の教育、仕事、そして趣味の根幹をなすものとなった。

五年生以降、高校（ナイフを振り回すブロンクス・ギャングがはびこる危険で暴力的な場所）まで、私は科学と数学の分野で四人の素晴らしい指導者に出会った。その次の大学では、さらに刺激を与えてくれる幾人かの教師に出会い、私の研究への興味をサポートしてくれた。これは、大学院まで続き、私はカリフォルニア大学バークレー校の内外で、重要な指導者を得ることができた。こういった聡明な導き手たちのなかには、ドナルド・ウィルソン、ニコラス・ティンバーゲン、アーネスト・ゲルホーン、ハンス・セリエ、レイモンド・ダートなどがいて、全員が私を手厚く庇護してくれた。それ以降、身体と心のセラピストとして研究を続ける間ずっと、アイダ・ロルフやシャーロット・セルヴァースなどの、より寛大で思いやりある魅力的な教師やセラピストたちの薫陶を受けることができた。そして今ではその役割は逆転し、私が何百人もの学生の指導者となっている。学生たちは、次に自分たちの学生を指導し、癒しの力を何千もの人々に広げていくのである。

クルツ先生、ありがとう。あなたの温かさとユーモア、喜び、そして学ぶことのおもしろさを教えてくれたことに感謝し、私に指導者たちを引き寄せてくれ、また指導者に私を引き寄せてくれる原動力となった、重要なエピソード記憶を与えてくれたことに感謝したい。六〇年以上前にクルツ先生がやさしく親切に右肩に触れてくれたことで、人生の方向が変わったと私は確信している。実際、このような転換をもたらしてくれたことは、かくも不思議であり、また感謝の念に堪えない。このようにエピソード記憶は、ポジティブな未来を作るうえで重要な役割を果たすことがある。その後思い出すたびに、記憶は強化され、より意味あるものとなる。このように、よみがえるたびに自然に更新されていくことこそが、記憶の生き生きとした働きであり、それは意識の俎上に上るか上らないかのはざまで行われる。

エピソード記憶は、時間と空間のなかでのわれわれの立ち位置を示し、過去から必要事項を選び取り、将来有利な結果が出るようにと仕向ける。この種類の記憶についてわかっているのは、私とクルツ先生との体験のように、言語的な報告によって成り立っているということだ。しかし、「下等な」カケスでさえエピソード記憶に類するものを持っているという有力な証拠がある。クレイトンとディッキンソンは、アメリカカケスについての研究[10]のなかで、カケスはエピソード記憶のような記憶システムを持っており、これが生き残りのうえで非常に有利であると報告している。この類に属する鳥は餌の隠し場所を複数確実に記憶できるだけでなく、餌を区別して見つけることができる。餌の腐敗しやすさと隠してから経過した時間によって、餌を区別しているようだ。カケスは、過去に特定の餌を獲得した出来事について「何を、どこで、いつ」を憶えていることができ、事後にこの情報を引き出し活用することができる。クレイトンとディキンソンおよびその他の研究者によれば、こうした行動はエピソード記憶の行動条件に明確に当てはまる。同様の研究がハチドリについてもなされており、特定の花があった場所と最後にそこへ行ったのはいつかを思い出すことができるのが明らかになっている。そのため、ハチドリは新鮮な花の蜜をもっとも効果的に獲得することができる。その他の研究でも、ラットやミツバチ、イルカ、ゾウ、そしてさまざまな霊長類などにも同様のエピソード記憶に類する記憶があることが明らかになっている。[11] 人間だけのものだと考えられている行動の多くと同様に、エピソード記憶は、進化的な裾野に広く分布している。この種の思い出は、黙想する詩人や五年生のときの担任の先生に感謝の思いをはせる私のような人たちだけに限って現れるわけではなさそうだ。

一般にエピソード記憶は、海馬が高度に機能するようになる三歳半頃から形成されると信じられている。しかし、もっと前に遡れる証拠がある。私のもっとも古いエピソード記憶は、約二歳半のものである。母の証言があるので間違いない。私は静かな部屋で幼児用のベッドの近くの窓際に座り、差し込む光に釘付けになっていた。半透明の光の中にほこりがキラキラと舞っていた。母が突然ドアを開け、光り輝く日差しに夢見心地になっていた私を邪魔した。[*1] もちろん、私は塵の粒子と太陽光線、シンチレーション現象のことは、何も知らなかった。それらの言葉とその特異的な定義を習うのはかなり後のことであった。しかし日差しの中で夢想していたその感覚は、今もなお「魔法」のようであり、私に活力を与えてくれる素晴らしいものである。この神秘的で豊かな体験のおかげで、私は今でも光と静寂を味わうことを楽しんでいる。そしてそれは、私のスピリチュアルな遍歴の根幹をなしており、私が深層にある「自己」とふれあうたびに、この神秘的な体験の魅力が更新されていく。

潜在記憶――感情的で手続き的

潜在記憶は、「冷たい」宣言的記憶とも、「温かい」エピソード記憶とも大きく異なり、「熱く」非常に影響力がある。宣言的記憶とエピソード記憶の両方を含む意識的な顕在記憶とは対照的に、**潜在記憶**は幅広いものを含む。これらの記憶は意図的に思い出すこともできないし、「夢のような」思い出としてアクセスすることもできない。これらの記憶は、感覚、感情および行動の寄せ集めとして湧き上がってくる。潜在記憶は、通常知覚している意識の限界をはるかに超えており、われわれの知らないところで現れては消えていく。潜在記憶は主に感情と技術（スキル）、あるいはそのどちらか、あるいは「行動パターン」と呼ばれるような、身体が自動的に行っている「手続き」の周囲に組織化されている。実際は、情動記憶と手続き記憶は混じりあっているが、わかりやすくするために、まずこの二種類の潜在記憶を分けて論じる。

情動記憶がわれわれの行動にもっとも強い影響を与えることは間違いないが、実はよくも悪くも、手続き記憶は人生の軌跡を形作るうえで、より一層深い影響を与えることが多い。

感情の舵取り

ダーウィンの詳細な観察によれば、感情は哺乳類すべてに共通する普遍的な本能である。われわれは、哺乳類の一種だということをことさらに自覚していないかもしれないが、哺乳類は一連の似通った本能を共有している。これらの「哺乳類普遍の」感情には、驚き、恐れ、怒り、嫌悪、悲しみ、および喜びがある。私としては、好奇心、興奮、嬉しさ、および勝利感を、これら先天的に備わったフェルトセンス〔身体で感じることができる感覚〕としての感情のカテゴリーに含めることを、恐れながら提案したい。

情動記憶の機能は、のちに即座に、かつ有効に活用できるように、重要な経験に印をつけ、暗号化することである。感情は、エネルギーが付与された信号であり、運動記憶の「本」の中から特定の手続き記憶を選択してくる「しおり」のようなものだ。それらは、一連の行動の性質を決定づける。このように、自覚している意識レベルのはるか下で、情動記憶は身体の記憶ともいえる手続き記憶と結びついている（図2．2参照）。感情は、生き残りと社会性に必要なデータを提供し、いかなる状況でも適切に反応できるようにしている。理性で考えていては遅

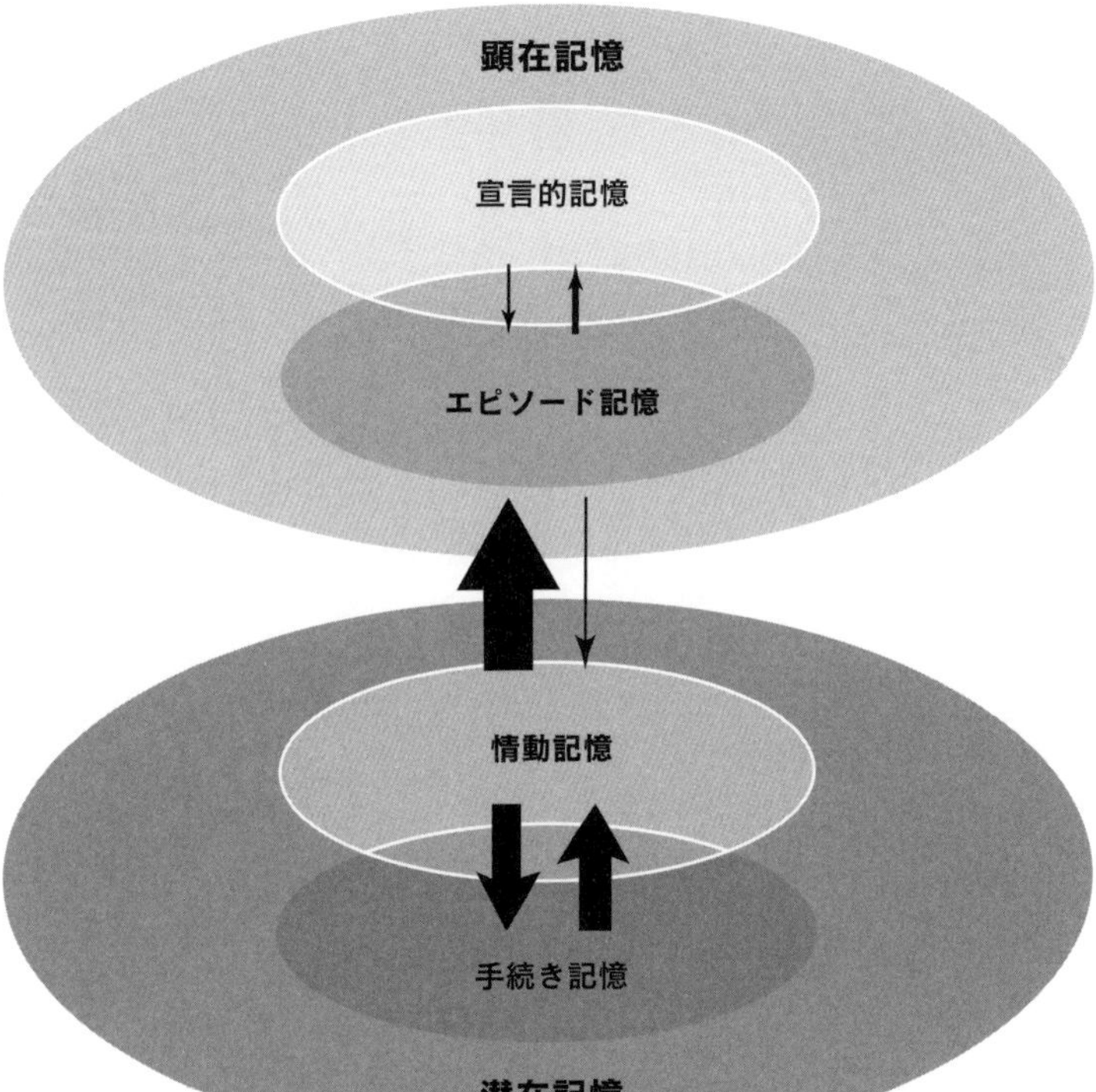

図 2.2　記憶システム間の相互関係

すぎるうえに、おそらく的外れであるからだ。これらの記憶は個人の幸福と種の存続にとって極めて重要である。情動記憶は、身体感覚として体験される。このことを理解することは非常に重要である。図2．3（巻頭カラー口絵参照）に、主要な感情と身体的パターンを示す。

一般的に情動記憶は、現在の状況によって、同じような種類と強度を持った感情が知覚されると、よみがえってくる。これらの感情は、過去に手続き記憶、つまり、生き残るための固定された行動パターンを呼び起こした。そのような行動反応は、通常は生き残りに役に立つ戦略であるが、トラウマの場合、悲惨なことに、こうした行動反応はうまくいかない。このような不適応な反応を習慣的に繰り返すことで、人は未解決の感情的苦しみ、肉体からの離脱および混乱のなかにとどまったままになっている。しかし、まずは人間社会においてポジティブな感情が果たす主要な役割を見ていくことにしよう。

あなたについて私が知っていることについて
あなたはどうやって知るのだろう……

自分の感情に対して、出会ったすべての人々に対して、遭遇したすべての状況に対して、心を閉ざす代わりに、できると信じて心を開いていくことを毎日修行できたら、おまえはもっとも遠くまで行くことができるだろう。そして、先人の教えのすべてを理解するだろう。

——ペマ・チョドロン、仏教指導者

ダーウィンよりもずっと前から現在に至るまで、数えきれないほど多くの感情に関する理論が生まれ、発展し、忘れられ、最終的には廃棄されてきた。これらには、哲学的、生物学的、発達的、心理学的、社会学的仮説が含まれる。しかし、社会性に基礎をおいている感情の役割は、実は二つにすぎない。一つ目は、何を感じて何を必要としているかを他者へ伝えることであり、二つ目は何を感じて何を必要としているかを自分自身に伝えることである。この二つの機能によって二人の人が互いの感情を共有することができる。これは、内的世界を親密に共有することであり、「間主観性」ともいわれる。この種の感情的な「共鳴」により、私はあなたの感じていることがわかり、私も自分が感じていることがわかる。顔および身体から、感情を伝える信号が出されることで、互いに情報を共有でき、自律神経系からのフィードバックとともに、活性化した顔面および身体の筋肉にある受容体から、脳にパターン化したフィードバックが伝わることによって、われわれは、こうした身体表現が起きるときの内面の感覚を感じることができる。

感情の高位の機能は、互いについて感じていることを共有し、互いのニーズを感じとり、交流がうまくいくよう導くことだ。赤ん坊が、最初に泣いたり笑ったりしたときにはじまり、幼児が大はしゃぎしたり、かんしゃくを起こしたり、思春期に早熟な恋をしたり、大人の親密な会話にいたるまで、感情は人間関係の根幹をなし、それによってあうんの呼吸が生まれる。社会的な感情の主要な役割は、自分自身との関係と、他者との関係を促進することである。また、それによってわれわれは、協力し社会規範を伝える。

感情は、自分と、自分の深い部分とをつないでいる可能性があり、自分が何を必要としているのかに気づかせる内的なきっかけとなる。感情はどのように自分自身と付き合うのか、どのように自分自身を知るのかの基盤となる。感情は内なる英知、内なる声、および直観、そして真の自分とのつながりに関する重要な部分である。感情は、生き生きと活力にあふれ、人生についての目的意識を持っている自分とつながる核心である。事実、もっとも難しい「心理学的」状態の一つは、自分の感情を感じることができず、何を感じているのか意識することもできず、相手に自分の感情を伝えることもできない、「失感情症」である。この厄介な状態はトラウマと関連していることが多く[12]、患者はまるで「生ける屍《しかばね》」のように、生気のない無感覚な状態にとどまる。

次に記憶のもっとも深い層である、手続き記憶が埋め込まれた層に注目しよう。

[*1]この事実は私の母によって確かめられている。母はこの出来事をよく覚えていた。ちょうど新しいアパートに移ってきたばかりのときのことで、そこには私の部屋があったからだ。実際に、母は私が光の筋に見とれている姿を見たのを覚えている。

第3章　手続き記憶

心は忘れても、身体は忘れていない……有難いことに。

――ジークムント・フロイト

情動記憶が「フラグ」であるのに対し、手続き記憶は衝動、動きおよび体内感覚であり、いかにして行動し、技術を習得し、あるものに引き寄せられたり、避けたりしたらよいかわれわれに教え、導いてくれる。**手続き記憶**は大きく三種類ある。第一は、学習された運動活動である。これらにはダンスやスキー、バイク、性交があるがこれらに限定されない。練習することによって、これらの「行動パターン」は高位の脳領域で絶えず修正される。たとえばタンゴの新しいステップを二つ組み合わせることができるようになったり、さまざまなタントラ式性愛術の教えの通りに、もっと官能や抑制を取り入れることで、性愛を洗練させることもできる。

第二は、生まれつき備わった**緊急反応**で、脅威に直面した際に基本的な生存本能を喚起する。これらの固定された行動パターンには、身体を硬くする、身体を縮める、後退、闘争／逃走、凍りつきがある。また、境界を定めたり維持することも含まれる。これらのとっさに出てくる本能的な緊急反応は、トラウマの記憶の形成と解放に重要な役割を果たしている。[*1]

第三は、**接近または回避、引き寄せまたは反発**という、基本的な有機体の反応である。[*2]われわれは、栄養があり成長に役立ちそうなものには物理的に接近し、ケガの原因や毒になりそうなものは物理的に避ける。回避メカニズムには、硬直、後退および収縮の運動性行動がある。一方、引き寄せのメカニズムには拡張、伸長および接近がある。近しい人のそばに寄ろうとしたり、人生に取り入れたいものに向かって歩み寄るのも、それに引き寄せられるからだ。回避パターンには、変な臭いや味がする食べ物を遠ざける、または「情緒的に毒がある」と思われる人を避けることが含まれる。これらの動きのパターン、接近と回避は、原初的な動機づけの階層を形成している。下等なアメーバから、外界やお互い同士と複雑な関わり方をする人間まで、この原初的な動機づけはすべての生物の行動の青写真となっている。これは人生を導く羅針盤である。時に「ヘドニック・バランス」とも呼ばれるこの基本的な反応は、信号機に例えられる。「黄色信号」（注意、調査）、「青信号」（接近）、「赤信号」（回避）である。われわれは困難を避け、滋養を求めて人生の進路を決める際に、こうした内的なきっかけを形成している、しばしば無意識レベルの動機づけを利用している。以下でその方法を検討する。

アーノルドと私

私の個人的な話に再度おつきあい願いたい。なぜなら、手続き記憶、情動記憶、エピソード記憶および宣言的記憶が、人生においていかに鮮やかな織物を創り出すか、よくわかるからだ。

約二五年前、私はニューヨークの両親の元を訪れていた。一日中博物館を巡ったその帰り、郊外へ向かうD系統線の電車に乗った。ラッシュアワーの車両は、濃淡さまざまなグレーのスーツを着込んだ、家族持ちの男性でぎっしり混み合い、多くはきちんと折りたたまれた新聞を脇に挟んでいた。際立って背の高い男性が私の目を引いた。その男性をちらりと見た瞬間、この見知らぬ男性に対して、なんとなく温かい内臓感覚と、不思議に心が安らぐ感覚をおぼえた。胸部と腹部が広がり、空間ができたと感じると、わずかに彼に近づきたいという欲求をおぼえた。私たちは二人とも、ブロンクスの終点である二〇五番通りで列車を下りた。近づきたいという両脚の奇妙な衝動のままに彼に歩み寄ると、私はその腕に触れていた。私たちは奇妙に思いながら互いに顔を見合わせた。「アーノルド」という名前が思いがけず私の口からこぼれ出た。どちらのほうがより驚いたのかわからないが、しばらく互いに見つめあい、混乱し、立ちつくしていた。アーノルドと私は、小学校一年生のときの同級生だった。四十数年ぶりに、偶然電車の中で再会したのだ。

六歳の頃の私は、クラスのなかでとびぬけて背が低かった。小さな体に不釣り合いに大きな耳のため、よくいじめられていた。しかしアーノルドだけはつねに仲良くしてくれていた。私たちは長く続く情緒的な関係の土台を育むことができた。アーノルドがやさしく守ってくれたことは、私の情動記憶と手続き記憶のなかに何十年も眠っていた。そして、彼の姿と顔を認識したというきっかけで、近づきたいという衝動が生まれ、そこから互いに共有した歴史の文脈を発見できたのである。

両親のアパートまでの坂を登る間、背筋が伸びるのを感じた。まるで見えない糸がやさしく頭を空のほうへと引っ張ってくれているようだった。足取りが軽くなっているのをはっきりと感じた。一年生のときのイメージと感情が次々と思い出され、感慨にふけった。これらのエピソード記憶とともに胸が広がる感覚があった。それを感じながら、いやなことも思い出した。耳が大きいので同級生たちから「ダンボ」（ディズニーのゾウ）というあだ名をつけられ、からかわれたことだ。

ちょうどアパートに足を踏み入れた瞬間、腕と足に力強さがみなぎる感覚が生じ、胸に誇らしさが膨らんでいくのを感じた。この手続き記憶により、別のエピソード記憶が姿を現した。六十数年前の、最後のいじめの体験である。意地の悪い双子のいじめっ子に追い詰められ、交通ラッシュで車がひっきりなしに行きかうガンヒル街道に無理やり押し出されそうになった。意地悪くせせら笑う二人の顔を今でも思い出すことができる。その場の全員が驚いたことに、私は腕を大きく振り回し、猛然と彼らに向かっていった。双子は驚いてその場に固まった。彼らの表情は、冷やかしと軽蔑から、驚きと恐怖に劇的に変化し、そして逃げていった。それがいじめられた最後の体験だった。その後は丁寧に扱われ、他の子供たちからゲームにも誘われた。

このエピソードは、手続き記憶と情動記憶が身体に刻まれ、重要なリソースとして、一生涯それを引き出すことができることを表している。最初に列車の中でアーノルドを見つけたときに沸き起こってきた「記憶」は、わずかな潜在記憶だった。彼に不思議と引きつけられたが、そこには内容や文脈はまったくなかった。この手続き記憶によって、私は彼をずっと見つめ、胸がわずかに広がり、背骨が伸び、腹部が温かく広がった感じがしてきた。しかし、彼に近づき、口から彼の名前が自然に出てきたとき、潜在的な手続き記憶（身体感覚、姿勢、運動衝動）から情動記憶（驚き、好奇心）へ移行し、さらに、味わったり思い返すことができるエピソード記憶へと変化していった（37ページ・図2．2を参照）。

過去への扉が破られ開いたことによって、私はより意識的に当時の一年間の物語の断片、つまりエピソード記憶を思い出すことができた。私の年齢の都合で、途中で編入したこと、クラスになじめず、不快感を持ったこと、アーノルドが助けてくれたことで、私が子供ながらに強さと自信を獲得したこと、いじめっ子に立ち向かい、その他の子供たちから受け入れられ、勝利を体験できたこと。私はこれら一連の記憶と再びつながった。これらのエピソード記憶のさなかで、いじめっ子に殴りかかっていくことをイメージし、腕と肩に力強さを感じた。この瞬間、エピソード記憶がもう一度、防御、強さおよび自己防衛の手続き記憶を呼び起こしたのだ。力強く元気いっぱいにアパートの階段を上っていくと、私は温かく、感謝に満ち、誇らしい気持ちになった。このエピソード記憶を、今は理路整然とした物語として、宣言的かつナラティブ〔物語として語る〕に説明することができる。

私が列車の中で、アーノルドに引き寄せられた手続き記憶とは対照的に、一年生のときの体験は、両親のアパートへと歩いているときに思い出された。これは主に自然に出てきたものであったが、比較的意識的なレベルで思い返すことができた。プルーストの小説『失われた時を求めて』に出てくる焼き菓子のマドレーヌのように、不思議と、つまり手続き的にアーノルドに引き寄せられたのは、**潜在的なきっかけ**であった。プルーストの場合は、紅茶に浸したお菓子がきっかけであった。プルーストは「ああ、このお菓子があのときを思い出させる。子供の頃、母が紅茶とマドレーヌをくれた。そして学校へ歩いて行った」とは思っていなかった。むしろ、紅茶とマドレーヌの感覚的な体験が、無意識のレベルの手続き的、エピソード的、および感情的プロセスを引き起こした。私の場合は、アーノルドの複雑な輪郭と彫りの深さ、そして彼の挙動をはるかに深い潜在的なレベルで認識したことがきっかけとなった。まったくの無意識なのだが、どういうわけか私は、人生で出会った何十万人もの顔や身体、姿、歩き方を分類し記憶していて、子供のときに記憶したパターンを四七歳になったアーノルドに外挿したようだ！　これを可能にした、ただ一つの理由は、四〇年近く前、アーノルドが私に物理的、情緒的、人間関係的に強大な影響を与えたからである。

大人になってから子供時代の知り合いに街で偶然出会ったとき、意識的に誰だったかを認識できない可能性は十分にある。しかし、感覚や人としてのつながりの部分で、何かを感じるかもしれない。もしいい友だちだったら幸せな感覚が湧いてきて、いじめっ子だったら恐怖が湧いてくるかもしれない。言い換えれば、われわれは、情緒的な手続き記憶がエピソードの寄せ集めになり、最後に宣言的記憶の形となる前に、まだ名前もわからないもの、あるいは会ったこともないものを、敵か味方かに区別しているのかもしれない。IBMのワトソンのようなスーパーコンピュータでさえ、このような複雑なパターン認識タスクを実行するのは難しいだろう。もっとも優れたコンピュータと優秀なプログラマーでさえ、人間や動物がするように「感情の機微」を認識して活用することはできない。これは、感情的に微妙な色合いを持ち、相対的である経験を発達曲線を通じて登録し、そこから意味を絶え間なく演算している潜在記憶の力である。

意識されていない潜在記憶と、より意識されている顕在記憶の間を行き来する能力は、トラウマ体験を統合するとともに、広くは過去の自分は何者だったのか、現在の自分は何者か、そして未来は何者になろうとしているのかを知るための重要なテーマでもある。アーノルドについての記憶は、潜在記憶システムと顕在記憶システムを統合した形で行き来することの価値を示している。感覚、感情、イメージと行動が流動的な関係を持つことにより、新たな大人の視点からのナラティブを織り出す〔自らを物語る〕ことができ、有能感、勝利感、自己価値、活力および自我意識を高めることとなった。

このとき自信を取り戻し、自分の強さと能力を自覚できたのは、極めてタイミングがよかった。エネルギーを消耗させる「本業」を手放し、創造性を解き放つために必要な自由を手にするという私の決意を固める土台となってくれた。それはおそらく、学問とビジネスの殿堂を離れ、金銭的に自立することに全力で取り組むための自信も与えてくれた。この独立してやっていけるという自信が、のちに私のライフワークとなったSE™という治療的ビジョンの追求に活力を与えてくれた。実際この道のりは人生を生きるうえで、身体に深く刻まれた潜在的なリソースとしての手続き記憶の重要性を示している。

感情を高めたり、はたまた苦しませたりして、身体的な反応を制御するアーノルドのような人物は、われわれの心のなかに、いったい何人くらいいるのだろうか？　このような存在にはほとんど気づいていないとしても、よくも悪くもわれわれはその影響下にある。まったく予期していない、望んでいないときに、これらの潜在記憶は意識のレーダーの下で活性化される。親たちに関連していることが多いこれらのネガティブな「コンプレックス」を打ち破り、ポジティブな「コンプレックス」を強化するために、自己分析と内省的自己省察の能力を養わなければならない。アーノルドとの体験は、人生に対する好奇心と自己探求に自分を開くと、それがわれわれを生き生きとさせ、強めてくれることを示す一例である。

この世界を理解するにあたって、感情、手続きおよびナラティブが果たす極めて重要な役割は、以下のケース・スタディにも示されている。ここでは潜在記憶と顕在記憶とを統合するうえで欠かせない織物が完全に崩壊している。デイビッドは精神疾患を持つ患者で、さまざまな記憶システムが互いにアクセスできないとき、人はどうなるのかをよく示している。トラウマの症例でも同様だが、記憶が欠損していたり、アクセスできなかったり、互いに関連づけられていなかったりしている。

島に取り残されたデイビッド

デイビッドは、大脳辺縁系に重度の脳損傷を負っており、そのため成人してからのほとんどを精神障がい者のためのグループホームで過ごしていた。その施設の職員は、デイビッドが奇妙な傾向性を持つことに気づいた。デイビッドには、味覚やその他の感覚を満たしたいという欲求はまだ残されていたので、しばしば他の患者にタバコや食べ物を一口ねだっていた。職員はデイビッドがいつも、特定の入居者たちに引きつけられているようで、さらに特定の人たちに対する彼のお願いは着実に頻度を増しているようだと気がついた。また、偶然観察されたのだが、廊下を歩いていて特に無愛想な人物に出くわしたときに、デイビッドの身体は驚愕し、痙攣し、「凍りつ」いた。そして、デイビッドは、唐突に向きを変え何事もなかったかのように歩き続けた。

デイビッドの毎日の行動を観察しているだけなら、彼はいたって正常に見える。過去に親切にしてくれた人々には引きつけられ、そうでなかった人々を避けているだけなのだ。ここからは、人の意図を識別し、適切に反応する彼の能力は損なわれていないように見えた。必ず同じ人に近づいたり、避けたりしているので、人の違いを識別する能力があるように見えたが、デイビッドは、ほんの少し前に誰と交流をもったかも覚えていないし、その人たちの顔を意識的に識別することもできなかった。しかし、明らかに彼の身体は憶えていたようだ。なぜなら、過去の交流の情報をもとに、特定の人物に対して違う近づき方、または避け方をしていたからである。

あらゆる類の知能検査で、デイビッドの知能は平均以上であることが明らかにされた。いかなる純粋な認識力テストにおいても、知的な欠損は発見されなかった。事実、感情的または相関的な関連づけが含まれていない場合においてのみ、知的かつ論理的に思考する能力は完全に保たれていた。この点において、デイビッドは完全に正常であり、むしろ平均よりも賢くＩＱも高かった。しかし、より精密な検査を行ったところ、感情の微細な動きや、複雑な人間関係を理解することが必要とされる道徳的判断を下す能力は、著しく損なわれていた。

神経学者として高名なアントニオ・ダマシオが、その施設でコンサルタントとして勤務していた。そして、「よい警官・悪い警官」という、よくできた実験を考え出した。[13] ダマシオはそれぞれのスタッフに、デイビッドが近づいたときはいつでも、一貫したやり方で行動するよう依頼した。一番目のグループはつねに、彼に親しみやすいほほ笑みをかけ、親切に対応した。

った。

二番目のグループは不愛想で、彼を混乱させる言葉をかけた。三番目のグループは、中立を保った。

次いでデイビッドは、写真を使った並べ替え実験に参加するよう求められた。親切な人物、不愛想な人物、中立的人物、および一度も会ったことのない人物の四枚の写真を見せられたが、デイビッドは名前を挙げたり、交流したことのある人を選んだりすることはまったくできなかった。まるで彼にとってこれらの人々は、一切存在していないかのようだった。この実験からも明らかなように、意識的に人物の顔を識別する能力が欠損していたにも関わらず、実生活では、彼は覆面実験者のうち、親切な人物を選び、彼の身体はそちらへ向かう一方で、不愛想な人物は明らかに避けていた。この選択は八〇パーセント以上の確率で繰り返された。さらに、不愛想なグループに振り分けられた人物のなかに、若く、美しく、自然な温かみのある研究助手がいた。デイビッドは、きれいな女性に強い関心を持ち、そばに寄るのが大好きだと評判だったが、何かを頼もうとして彼女に近づくことは稀であった。八〇パーセントの確率で、デイビッドは、平均的な容姿で、一貫して親切だった男性を選んだ。

顔や名前によって人物を意識的に識別することができないのに、なぜデイビッドは特定の人々を選ぶことができたのだろうか？　デイビッドは、明らかに以前に出会った人々に関する、損なわれていない手続き記憶を持っていた。「彼」は意識的記憶を持たなかったが、この明らかな接近または回避行動は、彼の身体が人との出会いを記憶していることを示している。親切を選び、冷たい拒絶を避けていることから、彼の身体は、潜在的な感覚的手続きによって動かされていることがわかる。

側頭葉への重篤な脳損傷の結果、デイビッドは中脳の機能を失った。その部分は感情と関係性を記憶しておく場所である。これにより感情、空間的—時間的短期記憶、学習に関わる二つの構造体である扁桃体と海馬を含む、側頭葉の大部分を失った。この特異な災難に見舞われたことにより、デイビッドは絶海の孤島にひとり取り残された。過去と未来から分離され、道徳的判断を下すことができなくなり、刹那をのぞいては人間関係を築くことができなくなった。悪夢のようなシナリオだが、幸運なことにデイビッドはそれに気づいていない。

すべての機能障害にも関わらず、デイビッドはまったく意識することなく、接近か回避かを決定する複雑な行動を選択し実行することができた。接近か回避かを選択する能力が損なわれていないことから、こうした「決定」は、視床、小脳、不随意的錐体外路の運動システムを含む脳幹の上部でなされていると推測される。これらの手順と「原型感情」は、理論的に思考する大脳新皮質や、すでに損なわれて存在しない感情に関わる脳の下層で計算されていた。無意識の脳幹上部で、接近か回避かが決定づけられ、それは美しいが不快な女性に対する「性的」衝動を乗り越えるのに足りるほど強固であった。

親切なスタッフに近づいていくというデイビッドの決定は、完全に機能を維持していた大脳皮質で起こったとは考えられない。われわれは、他人の顔を見たとき、意識的な観察に基づいて理性的に分析し、その人物が親切かそうでないかを考え、判断し、そして適切に反応するものだと単純に考えている。もしある人物が親切そうか否かを判断し、回避よりも接近の「決定」を下したのが、デイビッドの意識的な新皮質であれば、出会った人に対して正しい宣言的記憶を持っているはずであり、ダマシオの写真選び実験から、確実に親切な人物を選ぶことができたはずである。しかし、そうではなかった。

デイビッドの接近か回避かの決定は、感情をつかさどる辺縁系でなされたのでもない。なぜならそこは広範囲の損傷のために作動していなかったからだ。一つだけ残った脳の部位でこういった複雑な「決定」が下せるのは、脳幹、小脳および視床の領域と思われる。しかし、情緒と関係をつかさどる脳の辺縁系の仲介なしでは、デイビッドは原始的な接近か回避かを決定する脳幹から、いやな人物との関係で感じられたものや文脈を保存しているだろう辺縁系へと情報を「アップロード」できなかった。ここで本来なら、情報は情動記憶として保存されたはずである。さらにこの辺縁系の情動記憶は、順当に前頭前野へアップロードされ、そこに名前と顔を含んだエピソード記憶と宣言的記憶として記録され、アクセスおよび編集されただろう。しかし、デイビッドの場合は、この一連の処理がまったく欠けていて情報は大脳皮質へ到達できなかった。彼の平均以上のＩＱが示すように、皮質は損傷を受けていなかったから、皮質の機能不全のためでなく、接近か回避かを正確に決定づける脳幹に基づいた情動記憶を、皮質で記録できなかったためである。

ここで下せる唯一の妥当な結論は、複雑な評価決定能力が脳幹と視床の上部に存在し、それによって否定のしようのない八〇パーセントという正確さで、接近（滋養）および回避（脅威）を潜在的に選択する高度に分化した決定木〔決定を行うためのグラフで、木が枝分かれするように描かれる〕を形成しているということである。このように脳幹レベルで意思決定がなされているという明らかな事実は、人間の記憶と意識についての一般常識とはかけ離れているだろう。

本書のテーマの核は、臨床的にトラウマの記憶に対処するには、通常働いている意識の下に存在する手続き記憶がカギになるということである。

*1 緊急時の生き残り行動パターンは、従来、手続き記憶には分類されていないが、幅広い臨床的な経験によって、手続き記憶の一種であるという考えが支持されている。実際、これらの固定された行動パターン（FAP）は、高位（内側）の前頭野領域からの選択的な抑制を受けることで修正可能であり、その他の手続き記憶の特徴である学習する特性を示す。

*2 有機体は、各構成部分の特性と構成部分間の関係性だけではなく、それを構成する全体の特性と、全体と個々の部分との関係性によっても決定づけられる特性と機能を持つ複雑な生物として定義されている。

第4章　情動記憶、手続き記憶およびトラウマの構造

本章では手続き記憶が、感覚をはじめ、感情、思考、信条の土台を形成していることを検討する。さらにトラウマが重度であれ軽度であれ、「再交渉」するために手続き記憶にアクセスする方法を検討する。

第3章で見てきたように、潜在記憶のなかには手続き記憶があり、そのなかでも特に重要なサブカテゴリーの一つとして、行動パターンがある。行動パターンには、（1）習得された運動技能、（2）接近／回避[14]、（3）生き残り反応がある。後者二つは本能的な行動パターンで、人間が生存と幸福を求めてさまざまな行動をとっているうちに、進化とともに複雑化していった。

治療的なプロトコルにおいて手続き記憶が重要なのは、それが繰り返し起き、影響力が大きく、長期にわたって存在するからである。すべての記憶の下位システムのなかでも、本能的な

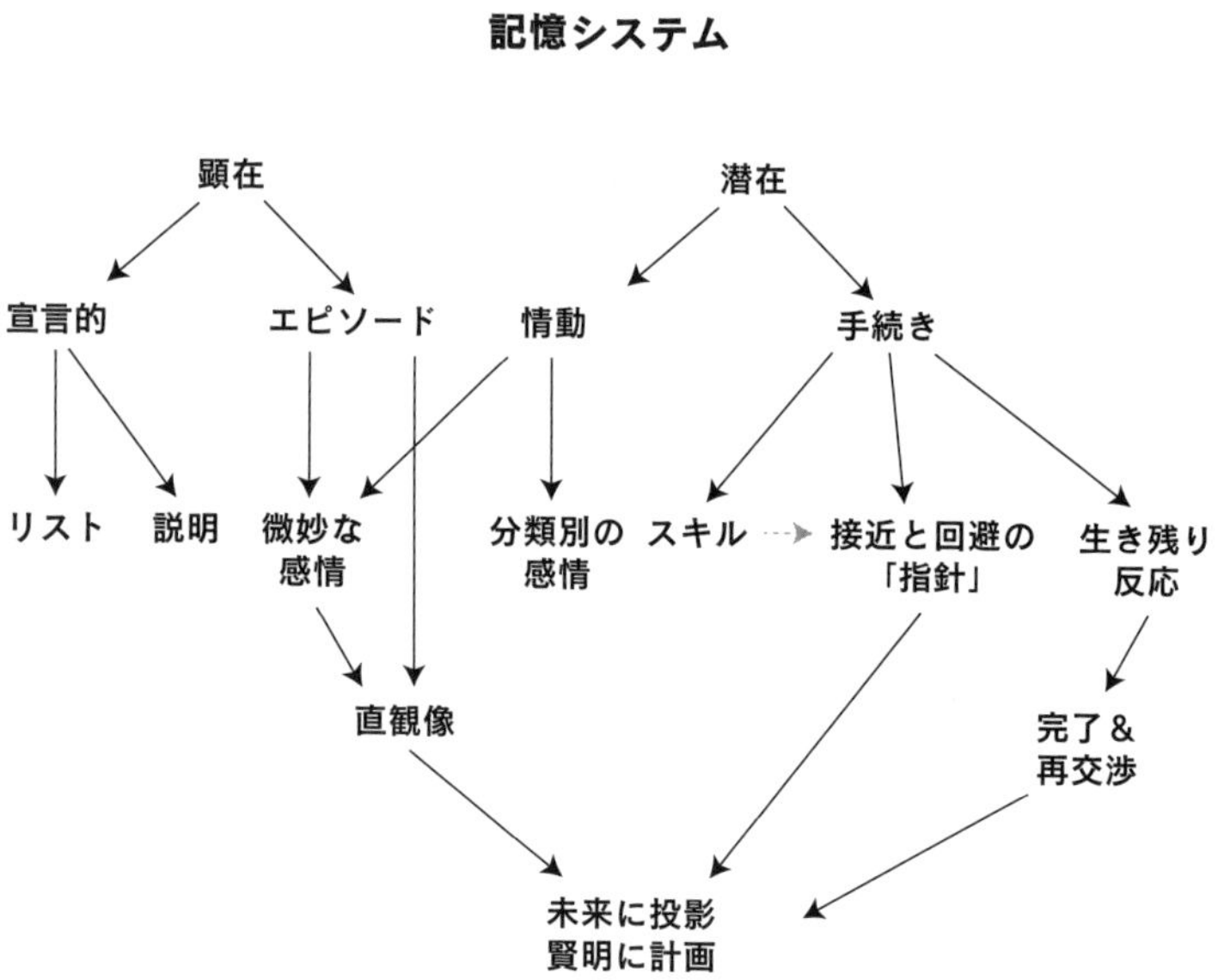

図 4.1　人生を前に進めるための計画と未来投影に関する顕在記憶と潜在記憶システムの関係

生き残り反応の下位システムはもっとも深く支配的なもので、特に脅威やストレスを感じたときに、その他の潜在記憶および顕在記憶の他の下位タイプよりも優位に働く（図4．1参照）。

手続き記憶の、「獲得した運動能力」としての一面を見てみよう。自転車の乗り方を習得することは、恐怖とまではいわないが、なかなか複雑な作業だ。親や年長の兄弟がやさしく教えてくれるなかで、重力、速度、運動量をうまく使いこなし、騎士のようにさっそうと走ることができるようになっていく。われわれはこれを、物理や数学に関する顕在的な知識がまったくない状態で、「手続き的」に行う。重力や速度、運動量を使いこなすやり方を、試行錯誤して習得するので、当然ながら学習曲線はかなり急勾配になる。

自転車の乗り方は、一度覚えれば忘れないという通念は、よくも悪くもほとんどの手続き記憶に関して真実だ。そのため、練習しはじめの頃に、不運にも砂利道に打ちつけられ、ひどく転ぶ経験をすると、臨機応変にバランスを取り、うまく姿勢を保つのを学習することが妨げられる恐れがある。ようやく自転車に乗れたとしても、おっかなびっくりで、かえってバランスを失うか、逆に向こう見ずで思慮に欠け、「恐怖対抗」を伴うかもしれない。絶妙に習得された運動能力へと発展するはずだったものは覆され、代わりに習慣的反応が現れる。生存をかけて身体を硬くし、縮こまる反応パターンとなるか、恐怖対抗的で危険を顧みない行動で、過剰に埋め合わせようとする反応パターンになる。

どちらも決して最良とはいえず、手続き記憶の持続性が裏目に出る不運な例である。実際、

不適応な手続き記憶と情動記憶が長期にわたって存続することが、社会的な、あるいは人間関係の問題の根幹となっており、すべてのトラウマのもとにある中心的な作用機序を形成しているといってよいだろう。

長年にわたる試行錯誤と成功や失敗体験によって、身体はどの行動方略はうまくいき、どれがうまくいかなかったかという情報を収集している。たとえば、どの状況には近づくべきか、どの状況では後退すべきか？「闘争／逃走」に向かうべきか、「凍りつ」いて、静止したままになるべきか？

「接近／回避」および生き残り反応をつかさどる手続き記憶が不適応なままに固着してしまった例として、アナをあげよう。子供の頃に祖父にレイプされ、成人した現在、愛情深い夫に愛撫されていると、恐れと嫌悪のために硬直し、縮こまり、最終的には虚脱に至る。「男性とタッチ」という極めて表面的な類似点があるだけにもかかわらず、「生存を脅かされている」と見なす偏った判断が働き、安全な人物と危険な人物とを区別することができない。夫は、本当はかけがえのないとてもやさしい味方だ。しかし、アナがトラウマを意識的に記憶しているか否かに関わらず、夫からの働きかけを「暴力的な侵害」であると認識してしまうのだ。

セッションを受けていると、アナは夫から離れたいという身体的な衝動を感じとることができた。これは生き残り反応が未完了であることを暗示している。具体的な記憶は欠けているが、その不幸な出来事が、手続き記憶として存在しており、まるで祖父から押さえつけられているように感じるのだ。アナは強い身体の硬直と収縮をじっくりと感じてみた。すると、祖父のイメージとタバコ臭い息の匂いが自発的に思い出されてきた。即座に、祖父を押しのけたいという衝動が起こった。この衝動を感じていると、アナは腕に力がこもるのを感じ、それとともに、小さな子供だった自分が祖父を押し戻すことなどは到底できなかったのだと理解し、自分をいとおしく思う気持ちが湧いてきた。そして、イメージのなかで祖父を押しのけたときに、アナは爆発的な怒りと、抑圧してきた力がこみ上げてくるのを感じた。額に汗が噴き出ると同時に、断続的に吐き気を催した。こうした一連の自律神経の反応は、祖父を撃退したいという欲求を満たし、完了させる。

子供だったアナは、手続き記憶に従い、とっさに祖父から離れたいと思ったが、その動きは阻止されてしまった。このように未完了になっている反応を完了させていくことが極めて重要である。こうした自律神経の反応の後に、深い呼吸が続き、両手に温かさが広がり、アナは予想外の静けさを体験した。今では家に帰るのが楽しみだと、アナは感謝の気持ちを込めて語った。その次の訪問では、夫から触れられることを楽しめるようになり、彼の腕の中で安らぎを覚えたと語った。アナは今後のセッションのテーマとして、愛する夫との性的な結びつきを始めるための探求を、少しずつスタートしたいと話してくれた。

敵か味方か

第3章で紹介したように、穏やかな感情と繊細な思いは、比較的安全なときには、人間関係の形成と維持に重要な役割を果たしている。こうした穏やかな感情は、重要な社会的情報を他者に伝えるとともに、自分自身もどう感じているかを知るのに役立っている。このように空気を読むことは、社会生活でわれわれを導き、集団内の結束を生み出す機能を果たす。これは、特によい感情であるとか、または「幸福をもたらす」と認識されている、喜びや思いやり、一体感、意図、協力、穏やかさなどの、広範囲の感情を用いて達成される。しばらく会っていなかった友人と出くわしたとき、私たちは喜びと嬉しさでいっぱいになる。あるいは、誰か大切な人が離れていったり、亡くなったとしたら、まずは悲嘆にくれ、それから浄化をもたらす悲しみでいっぱいになり、やがてよい思い出で満たされることもあるだろう。[*1]

何者かが、人間関係や仕事を邪魔していると感じると、低度あるいは中度の怒りが湧いてくるのに気づくことがある。うまくいけば、その怒りが障害を取り除くようにわれわれを導き、やる気を出させ、強めてくれ、関係性を修復し、先に進むことができる。ほどほどのレベルの感情は、危険が迫っている可能性を教えてくれる。私たちはしぐさや表情などを用いて、これを他者に潜在的に伝える。社会的動物が周囲の危険を察知したときには、身体を固くし、行動の準備を整えるとともに、仲間の注意を喚起する。次に、協力して保護、逃避、防衛または攻撃的な行動を取る。

強度の恐れ、怒り、戦慄または激怒を感じると、われわれは「戦うか・逃げるか」という手続き記憶を無意識に選択し、作動させ、瞬時に、かつ迷いなく全力で行動する。もし、こういった行動を完全に実行できないか、打ちのめされてしまった場合には、無力感に満ちた不動状態のなかで、「凍りつく」か気を失い、安全が戻るまでエネルギーを節約する。要約すれば、高いレベルの活性化と激烈な感情が起きたとき、われわれは「殺《や》るか・殺《や》られるか」という「闘争／逃走」反応に向かい、それがうまくいかないと卒倒、恥、敗北および無力という、手続き記憶に組み込まれた生き残り反応を順にたどることになる。

一般的に、皮質下に呼び起こされた中度から高度の「否定的」な感情、特に恐れと怒りは、われわれに危険の存在を教え、その原因を探すよう刺激し、本物の脅威であるかどうかを同定し、自分自身と他者の保護か防衛に必要な行動を引き起こす。危険はないと判断されると、行動するという選択肢は適切に再検討される。そして警戒を解き、リラックスしながら注意を怠らない状態に戻るのが理想である。

誰しも、耳慣れない音や揺れる影にハッとした瞬間、なんともいえない恐れを感じ身体を固くしたが、数秒後には、その「危険かもしれないもの」を同定することができ、大丈夫だと判断したという体験があるだろう。われわれを活性化させ、注意を集中させ、強い感情を引き起こす出来事は、たいていは無害なものである。たとえば、ドアが急に開いたり、風でカーテンが揺れたりしたというようなものだ。もし、神経系のバランスがよく、回復力があれば、「今・ここ」で周囲を観察できる自我である前頭前皮質が、活性化した扁桃体に告げる。「落ち着け。リラックスしろ。友だちのジョンが会合に早く着いて、ドアを開けただけだ」。このように、「一歩後ろへ引き、観察し、感情の激しさを抑制することができれば、われわれは生き残り反応自体を選択し修正する可能性を手にした」ことになるのである。

興味深い共時性なのだが、まさに本章に取り組んでいるとき、編集者のローラと私は、休憩して身体を動かそうと、チューリヒの数ある美しい公園の一つ、湖畔にあるミティンクァイ公園へと散歩に出かけた。子供たちは浅い子供用プールで水を跳ね飛ばし、ブランコやジャングルジムで遊んでいた。やわらかな暖かい日差しに満ちた穏やかな素晴らしい一日で、私たちは感覚的刺激に満ちた気持ちよさを満喫しながら歩いた。そして突然私たちは、ほぼ同時に立ち止まり、驚愕し、息を止めた。瞬時に周囲をさっと見渡すと、背の高い竹やぶが目に入った。どういうわけか、六、七メートルもある竹が、何本か曲がり、折れて揺れている。私たちは警戒し、緊張し、過剰に集中し、脅威の原因を突き止め、一目散に逃げ出す準備を整えた。われわれの意識のなかには、竹しか存在しなかった。突然、感覚野の開口部は収縮し、公園に満ちていた豊かな感覚的喜びは一瞬にして消え失せた。

密林に住んでいた遠い先祖にとっては、この竹の動きとガサガサいう物音は、忍び寄りうずくまるトラの存在を示唆していた。しかし、われわれがいるところは地球上でもっとも脅威からは遠い場所であり、進化とともに研ぎ澄まされていったこの本能的な反応は、明らかに場違いなものだった。すぐに、やんちゃな子供たちが礼儀正しいスイス人の親の言いつけを守らずに竹やぶに隠れてターザンごっこをしていたことに気づいた。子供たちは、おもしろがって背の高い茎を急角度に曲げていた。明らかに警戒する理由はなく、罪のない遊びにすぎなかった。完全に無害な状況に対する、こうした大げさな恐怖反応は、専門的には擬陽性と呼ばれる。実際は、警報は誤りで、事実は擬陽性だったのだが、われわれは揺れる竹は本物の危険であると感じ、「陽性」であると信じて反応したのである。

擬陽性偏向

チューリヒの公園で体験したような擬陽性の判断は、自然界ではそれほど悪影響はない。ミティンクァイ公園で私たちが子供のいたずらをトラだと誤認したとき、ほんの少し余分なカロリーを消費した以外には、失うものは何もなかった。その一方で、偽陰性、つまり危険なのにもかかわらず危険ではないと判断すると、それは致命的になる恐れがあり、進化的には不適応である。もし、祖先たちが茂みのガサガサいう物音を無視したら、いとも簡単に忍び寄るマウンテン・ライオンや飢えたクマの餌食になっていただろう。そのため不確実であったり曖昧なものは、すべて、まず脅威として捉えたほうがいいのだ。

私たちは擬陽性に対して生まれつきの強い偏向を持っている。最初の驚愕反応の後に、安全だったと正しく判断すれば、何も得るものはないが、失うものも何もない。したがって、ぎょっとした物音の原因が、子供の遊びや飛び立つ鳥の群れであったとしても、それを捕食者ではないかと疑って反応することは、進化上有利に働くのだ。言い換えれば、最悪の事態ではないか、とつねに疑いを持つほうが有利だということだ。[*2] 瞬時に現れ、急上昇する驚愕と恐れの感情によって、われわれは即座に警戒するようになっている。

しかし、これらの激しい感情と、それに伴って起こる手続き記憶による運動反応が慢性化すると、本来はわれわれに役立ち、導き、保護し、防衛してくれるはずの、その当の感情がわれわれに牙をむき、心身を蝕むことになる。これらの不適応な感情と手続き記憶痕跡にどのように働きかけるのかを理解することは、非常に重要である。トラウマの「再交渉」とは、慢性的な感情を穏やかに解放し、機能不全に陥っている反応の再構築を行うことによって、これらのトラウマの記憶を解放する手段である。これによってトラウマを被る前に備わっていた、バランスと幸福を享受する能力を、ふたたび取り戻すことができる。

再交渉

「再交渉」は、単純にトラウマを追体験することではない。むしろ、特定のトラウマ記憶痕跡を構成しているさまざまな感覚・運動要素を、手続き記憶にアクセスすることによって、少しずつタイトレーション〔液体を一滴ずつ落として化学反応を起こさせることで、SE™では、少しずつ解放を進めるという意味に使われる〕しながら再検討をすることである。自律神経が調整不全を起こすと「過覚醒／圧倒」、または「低覚醒／シャットダウン・無力感」というどちらかの状態に陥る。その調整不全を起こしている自律神経系の手続き記憶にアクセスし、それらに付随した活性反応をよみがえらせ、完了させること、これが「再交渉」である。

この過程が進行するにつれ、クライアントは、覚醒が過剰であったり過少であったりする状態から、「平衡」、「リラックスをしているが適度に注意を怠らない状態」、「『今・ここ』への定位」へと変化していく（図4.2と86ページの図5.2を参照）。一言でいえば、治療的な過程としての「再交渉」は、脅威への一連の生物学的な反応を逆に遡ることで完了する。治療的な過程を完了すると、「再交渉」された手続き記憶は、再評価されたエピソード記憶および陳述記憶にあらためて結合される。

まとめると、脅威への反応としての感情的な活性化は、連続したスペクトラムではあるが、そのなかのある特定の時点において、急激な増幅を伴う。これらの感情は、本能的に備わった運動作用プログラムを起動させる信号である。この連続したつながりは、周囲の新奇な事態に対して、軽度に活性化する「好奇心」から始まり、「快・不快」の感覚を滑らかに移行するが、ある時点で突然、恐れ、激怒、戦慄、恐怖へと急激に移行する。ここで喚起される運動パター

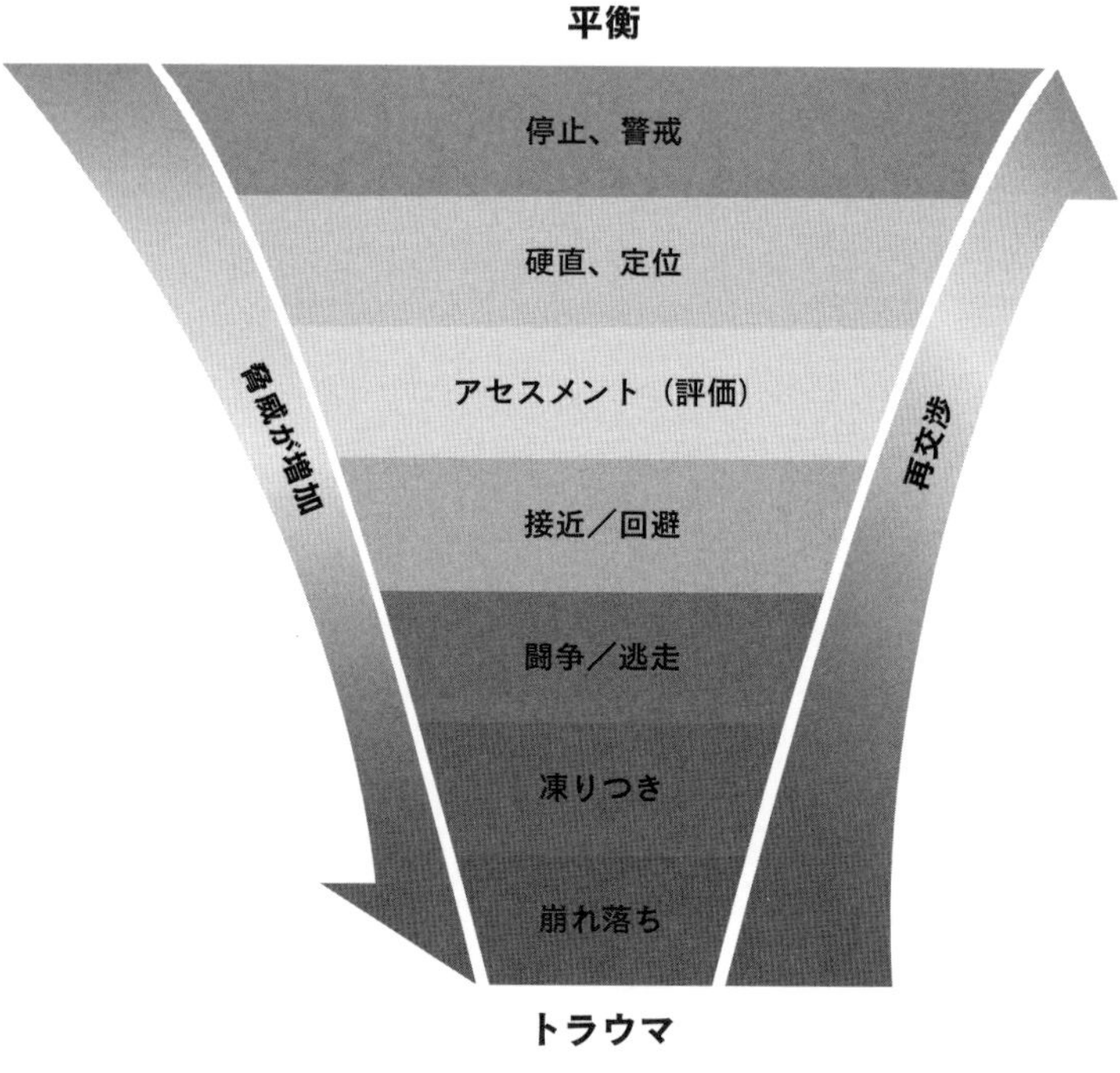

図 4.2　脅威レベル（左側）が強くなるとともにトラウマが形成される。トラウマから警戒、定位および平衡状態（右側）へと上昇することによって、脅威に「再交渉」する。

ンとそれに付随する感情は以下の通りである。

1 停止と警戒——好奇心と関連づけられる。
2 身体の硬直と定位——集中した注意、興味、準備と関連づけられる。
3 アセスメント——強い興味と好意、または嫌悪に関連づけられる。この評価は、遺伝的に備わった記憶庫と、個人的な生活歴から情報を得る。
4 接近／回避——快と不快に関連づけられる。

より激しく活性化した状態では、絶大な機動力を秘めた恐れ、怒り、戦慄および恐怖へと急激に移行し、全力で行動し、不動または虚脱へと至る。

5 闘争／逃走——恐怖として体験される。これらの活動が阻害されると、以下の反応が起こる。
6 恐怖による不動状態および凍りつき——戦慄に関連づけられる。
7 「崩れ落ち」および虚脱——無力／絶望的な恐怖に関連づけられる。

ミティンクァイ公園での「密林との邂逅」体験で、ローラと私は右に挙げた最初の三つの段階を経験した。私たちは、即座に脅威を及ぼす可能性があるかどうかを確認し、脅威でないと判断すると、そろって笑い出した。このように脅威がないと判断すると、生命体、つまりローラと私は、瞬時に、かつ自然にこれらの初期段階を逆行し、リラックスしながらも適度に注意を怠らない状態に戻ったのだ。しかし、潜在的な脅威に対するこれらの初期反応が、警報を止めなかったとしたら、行動することへの欲求が急速に上昇する。もし、竹やぶでガサガサいう音が、実は忍び寄る捕食者だったとしたら、感情が急速に高まり、生物学的に備わった「生きるか・死ぬか」をかけた生き残り反応に全力で取り組むことになっただろう（5、6および7段階）。

通常、5、6および7段階での緊急時の感情は、急速に激化する一連の手続き的な運動反応を引き起こす。危険を察知すると、「闘争／逃走」反応を起こし、次に強烈な恐怖のために凍りつき、最後には、戦慄の前に無力となり、「絶体絶命」の虚脱と「シャットダウン」というデフォルト反応へと至る。

本能的に備わったこれらの手続き的反応は、それぞれ固有の自律神経系と関係している。5の段階の「闘争／逃走」反応は、「交感神経／副腎系」によって喚起され、緊急事態に対応するようわれわれを駆り立てる。その後、脅威が収拾しなかったり、自己防衛／保護行動が阻害されると、6の段階の「凍りつき」が起こる。これはすでに活性化している交感神経／副腎系がさらに過剰に刺激され、激しく運動しようとしているにもかかわらず、「不動状態」へとわれわれを放り込む。つまり、「恐怖のあまり身がすくむ」のである。その脅威が「逃れられない」、または「死に至る」ものだと察知すると、7の段階の反応が起きる。深いレベルでの無力感と絶望を味わい、「崩れ落ちる」。心身ともに、消化、呼吸、血液循環、エネルギー産生などの代謝活動を停止し、シャットダウンする。この停止状態は、脳神経第X番の迷走神経により、いわゆる原始的な無髄の〔ミエリン鞘という鞘ができていない状態〕副交感神経枝を介して引き起こされる。[15] アクセルとブレーキがフルに作動しているこの状態で、交感神経と副交感（迷走）神経の優位の間、つまり過度の低覚醒と過覚醒の間を、瞬間的に行ったり来たりする（86ページの図5.2を参照）。[16]

この不安定で発作的な状態に「囚われて」しまうと、トラウマの地獄の苦しみに取り残されることになる。戦慄で身体がすくみ、理由のわからない激しい怒りが爆発するが、行動するためのエネルギーがない状態だ。

トラウマの「再交渉」とは、5、6および7段階の手続き記憶を順番に完了させることによって、未完了になっている防衛への欲求を完了させるということだ。「シャットダウン」されている本能的な反応を呼び起こし、過度に活性化した状態を解消することで、トラウマに「再交渉」する。つまり7から6、5、4、3、2、1へと順に戻っていくのだ。[*3]

このような再交渉を行うと、人は「今・ここ」の定位を取り戻すことができ、自己調整力と身体内部のバランスがより高まる。自律神経系が、柔軟性に富んだ平衡を取り戻し、リラックスしているが適度に注意を怠らない状態へと回復することにより、この一連の「再交渉」が完了したことがわかるのである（68ページ・図4．2参照）。

SIBAM

治療的には、「再交渉」と「自己変容」は、個人の内的体験の地図によって分類され導かれる。SIBAMモデルには、トラウマ体験であれ、勝利体験であれ、人間の体験の神経生理学、身体、感覚、行動、感情の各視点が盛り込まれている。感覚、イメージ、行動、感情、および意味によって形成されるSIBAMは、トラウマを受けていない状態においては、現在の状態に相応しい、流動的かつ連続的で、一貫した反応を形成する。このようにして原始的な感覚運動処理から、理路整然としたナラティブが誕生する。

しかし、未解決のトラウマがある場合、SIBAMの要素は、「オーバーカプリング」〔一つの現象と別の現象が強く結びついてしまうこと。小さな刺激で大きな反応が出る可能性が高い〕と呼ばれる、過剰に密接に結合した状態か、あるいは、「アンダーカプリング」と呼ばれる、解離しバラバラになっている状態のどちらかになる。SIBAMの概念と、トラウマの「再交渉」への活用については、拙書『身体に閉じ込められたトラウマ』の第7章に詳しい。[17]

■感覚（S・Sensation）
明晰に意識されているものから、もっとも無意識なものまで含めて、身体の内側に沸き起こってくる内受容的な身体感覚には以下がある。
・運動感覚：筋緊張のパターン
・固有受容感覚：空間での自分の位置を認識する感覚
・前庭感覚：加速と減速（内耳の前庭器を中心に、身体の動きの速度を評価するシステム）
・内臓感覚：内臓（腸、心臓、肺）および血管からの感覚

■イメージ（I・Image）
イメージは外部を感じた印象である。視覚、味覚、嗅覚、聴覚および触覚がある。

■行動（B・Behavior）
行動は、セラピストが直接観察できる唯一の手段である。クライアントの身体表現を読み取ることによって、セラピストはクライアントの心身の内面の状態を察することができる。それらには以下がある。
・自発的なゼスチャー
・感情の表出や表情

・姿勢：内因性の動きが始まる土台。通常、背骨に関連する。
・自律神経系の信号：心臓血管系および呼吸器系が含まれる。脈拍数はクライアントの頸動脈で観察できる。
・内臓の動き：消化活動の変化は腸から発せられる音の変化で「観察」できる。
・原型的な行為：共通の意味を持つ無意識の動作、または姿勢の変化が含まれる。

■情動（A・Affect）

情動は、恐れ、怒り、悲しみ、喜び、嫌悪という典型的な感情に加え、感情の起伏も含む。感情の起伏は、フェルトセンスである感覚に基づいており、精妙なニュアンスに満ちたもので、「よいもの」には引きつけられ、「悪いもの」を回避し、生涯にわたってわれわれを導く。一日を切り抜けるための舵であり方位となる。

■意味（M・Meaning）

意味は、S（感覚）、I（イメージ）、B（行動）およびA（情動）が混ざりあった経験全体につけられている概念である。これにはトラウマによる凝り固まった信念も含まれる。セラピストは、感覚と感情の全領域にクライアントが自由にアクセスできるように手助けし、それによって新たな意味が生まれる。「悪い」と決めつけていた認知のゆがみが、再交渉の過程で変容していく。

SIBAMを使ったケース・スタディ

比較的軽度のトラウマのトリガーに対処するため、クライアントにSIBAMを活用したわかりやすい例を述べよう。

ルイーズは自然や公園、草原、草の生い茂る丘が大好きだが、なぜか刈ったばかりの芝生の匂いを嗅ぐたびに、吐き気や不安およびめまいを感じていた。ルイーズの凝り固まった信念（M）は、「芝生アレルギーかもしれないので避けたほうがいい」、ということだった。嗅覚神経と視覚イメージ（I）、刈られた芝生の匂いと眺めは、内臓系と前庭系からの吐き気とめまい（S）の感覚と過剰に連結していた。「オーバーカプリング」を起こしているのである。なぜこんなことが起こるのか彼女自身にもわからなかった。ただ、刈られた芝生に強い嫌悪（M）を持っていることだけはわかっていた。

セッションのなかで、ルイーズは想像を駆使し「心の目」で刈られた芝生を見、匂いを嗅いでみた。時間をかけて、自分の感覚とイメージを探り、身体感覚を細かく味わってみた。すると、突然左の手首と足首を固定されて、空中で回転させられているという感覚が出現した。この経験は前庭系の平衡感覚（S）と手首と足首を押さえつけられている感覚の両方である。

次に、彼女が四、五歳の頃、幼少期に住んでいた家の前の刈ったばかりの芝生の上で、乱暴者の兄が、嫌がる彼女の手足をつかみ、無理やり飛行機のように回転させている立体的な視覚イメージが浮かんだ。彼女は、回転（S）の勢いを止めようと身体をボールのように縮めたいと感じた。こうして活性化された自己防御反応が呼び起こされると、次に、兄の手の肉を右手の爪でひっかきたいという新たな衝動（S）を感じた。実際にそれをやっているところを想像すると、手や腕、胸に力が湧いてくるのが感じられた（S）。

ルイーズは震え、荒い息をつき、一瞬恐れ（A）を感じたが、もはや危険ではないことを察知し、すぐに落ち着いた。彼女は目を開け、さまざまな色彩で彩られたセッション・ルームを見回すし、自分の位置を定位づけた（B）。そして、頭を少し余計にまわし、穏やかに彼女を見つめていた自分のセラピストにほほ笑みかけた（B）。新たに、自分は安全であり、傷つけられていないことを感じ、ルイーズは落ち着いた。そして、深い自発的な呼吸をし（B）、お腹に安心な感覚を感じると言った（S）。これは新たな内臓の感覚である。一息ついてみると、次に手首のまわりに締め付けられるような感じが続いているのに気がついた（S）。自分の手を引き戻し、拘束から逃れたいという衝動を覚えた（S・運動感覚）。内部に怒りの波が高まるのを感じ、声帯の運動筋肉を使い「やめて！」と叫んだ（B）。再び落ち着き、夏の日差しの暖かさを感じながら（I）、やわらかな刈りたての芝生の上に横たわる心地よさを肌で感じた。刈りたての芝生は、もはや不快な感覚と過剰に連結していない（古いM）。刈り込まれ、よく手入れされた芝生は気持ちよく、公園は素晴らしい場所で「すべてうまくいっている」(新しいM・理路整然としたナラティブ)という新しい意味が生まれた。

いったん「再交渉」の過程を理解し、人を変容させていく力を取り入れると、身体は、自然にトラウマ的体験を処理していってくれる。クライアントの身体的反応が表出し、「今・ここ」が安全であると認識できると、いったんは阻害されていた手続き記憶が今度は有効に働き、逆にトラウマを解放する作用をもたらす。

ルイーズのセッションで見られたように、トラウマの「再交渉」は段階を踏んで展開されていく。この間クライアントの観察力が次第に強化される。これは、さまざまなつらい感覚、感情およびイメージが出てきても圧倒されることなく、「今・ここ」にとどまって、これらをトラッキング(イメージ、感情、感覚などを追いかけていくこと)し、体験することができる能力である。これができるようになると、混とんとした記憶を整理し、安寧を見出すことができるようになる。

「再交渉」について基本的な理解ができたところで、次章ではペドロという少年の「英雄物語」を見ていこう。ペドロは無力感を味わった記憶を克服し、手続き記憶・情動記憶をエピソード的なナラティブへと進化させることで、トラウマを変容させ、見事に通過儀礼を完了させた。

*1ブラジル人はこの敏感な感情を、*saudade*（サウダージ）と呼んでいる。この単語の意味には、愛しい人を亡くしたが、心にはまだその人が居て、決して去ってしまうことはなく、永遠に一緒にいるという感情が含まれている。

*2慈悲にあふれ、熟練した師の導きによって「モンキーマインド」を鎮め、侵入的に押し寄せる脅迫的な不安や否定的な思考をなんとか黙らせようと努力するとき、人はこの本能的な偏向と向き合うことになる。これは、進化の過程で、擬陽性に最悪のシナリオを見るように促してきた偏向であり、心は習慣的に恐れと心配に向かうようになっている。これが精神修養の妨げになる。

*3この順番は線型ではなく、トラウマの再交渉にはいくつかの異なる道すじを通ることが多い。

第5章　英雄の旅

言葉を伴わず簡素で、存在にのみ繋がっている原初的な感覚によって、人は生きた身体で直接的な体験をする。これらの原初的な感覚は、喜びと痛みの間の多様な次元に沿って、身体の現在の状態を反映している。これらの感覚は、大脳皮質よりもむしろ脳幹から生じている。情動に伴うすべての感覚は、この原初的な感覚に複雑で音楽的な変化を持たせたものである。

——アントニオ・ダマシオ、『無意識の脳　自己認識の脳（*The Feeling of What Happens*）』（田中三彦訳、講談社）

四五年にわたって、私は何千人ものトラウマ患者と関わってきたが、一貫して彼らは一つの軌跡を描いてきた。「不動」と「無力状態」から「過覚醒」と「運動」へ、そして、最終的に

「勝利」と「有能感」へと至る手続き記憶の変換である。ペドロの体験は、この原初的な目覚めの一例である。

ペドロ

ペドロは一五歳の少年で、トゥレット症候群、重度の閉所恐怖症とパニック発作、そして間欠的にぜんそく様の症状を患っていた。私がブラジルでSE™のトレーニングを行っていたとき、ケース・コンサルテーションのクライアントとして、母親のカーラに連れて来られた〔著者が生徒の前でクライアントに対してセッションを行う〕。

ペドロは、セラピストと話をすることもさることながら、特に大勢の人の前で話すことは、とても居心地が悪いようだった。しかし、「チック」とパニック発作が起きるたびに恥ずかしく感じることから、「楽になりたい」という願いが、気の進まない思いを克服するよう後押ししていた。チックは、首と顔の筋肉のミオクローヌス反射〔自らの意思とは無関係に運動を起こす不随意運動の一つ〕と痙攣を伴っており、顎が突然横方向に動き、頭を右に繰り返し回転させていた。母親は、ペドロが子供の頃に、非常に深刻な落下を繰り返し体験しており、そのたびに頭部に激しい衝撃を受けたと話した。以下に概略を記そう。

生後七カ月のときにペドロは、一メートルほどの高さのベビーベッドから転げ落ち、顔を床に打ちつけた。赤ん坊は怯えて、くぐもった叫び声を出していたが、ベビーシッターは事態を軽く考えており、心配ないと言って母親を安心させようとした。まだ這い這いはできなかったにもかかわらず、ペドロは閉まった寝室のドアへどうにかたどり着いた。一五分か二〇分ほどたったとき、胸騒ぎを覚えた母親のカーラがドアを開けようとすると、そこで弱々しくぐずり泣きしている息子を見つけた。カーラによれば、このときの落下事故では、ペドロには大きな血腫ができていたそうだ。カーラはパニックに陥り、息子を床から抱き上げると、ベビーシッターを大声で怒鳴りつけた。それも致し方ないが、これはさらにペドロを怖がらせただろう。ペドロは母親から、もう大丈夫だとやさしく落ち着かせてもらう必要があったが、それは満たされなかった。

ペドロが三歳のとき、兄が不注意にも折りたたみのはしごを放置していた。ペドロはそのはしごによじ登ろうとして落下した。三段目に登ったときにそのはしごが倒れ、ペドロは仰向けで地面に投げ出された。頭の後ろを床に打ちつけ、重いはしごが顔を直撃した。衝撃は二倍である。最後は八歳のとき、ペドロは三度目の事故に遭った。今度は時速約四五キロで走る車から投げ出され、頭を打ち、両肩に重度の擦傷を負った。最初の三日間は集中治療室に隔離され、一週間入院した。ペドロのチックはこの三度目の落下から二カ月後に現れた。

セッションを始めたが、ペドロが大勢の前で落ち着かないことは明らかだった。そわそわし、まわりの様子をちらちらとうかがっていた。ペドロがときどき拳《こぶし》を握りしめ、そこに注意を向けていることに私は気がついた。拳をギュッと握る感覚を感じてもらうために、「拳のなかにいるつもりで感覚を感じてみる」ように言った。この言い方は、ペドロが自分の手について「考える」ことと、実際に「身体的な感覚として味わう」ことの違いを識別するのに役立ったようだ。このように視点を変えてみる体験は、最初は雲をつかむようだが、突然「わかった」と思うものだ。まるで外国語を習って、初めて現地の人たちと言葉が通じたようなワクワクした感覚である。この場合の外国語とは、身体の内面の内受容的感覚であり、現地人とは、核となる原初的な真の「自己」である。

ペドロは、好奇心を持ち始めていた。そこで、「ゆっくりと拳を握り、ゆっくりと開く」ように言った。彼はこの継続的な動きを、五感を使った直接的な意識で感じてみた。*1「そう、今だ、ペドロ」、「拳を握ったときどんな感じがする？　ゆっくりと手を開くとどんな感じがするかい？」と私は言った。

「うーん。拳が力強い感じがする。まるで自分のために立ち上がれるみたいだ」

「よし、それはよかった、ペドロ。じゃあ、拳を開いているときはどんな感じがする？」と私は返した。

ペドロはそう聞かれて戸惑っていたが、やがてほほ笑んだ。「何かを、自分のために受け取ろうとしている感じ。何か自分が欲しいものを。なんていうか、パニックを本気で治したいんだ。そしたらディズニーランドに行けるから」。

「今、その『行きたい』っていう気持ちはどんなふうに感じられるかな?」と私は尋ねた。

彼は一呼吸おいてから「変な感じ。拳に力が……問題を解決するために必要な力があるような感じ。それで、手を広げると、その力の強さを問題の解決に使えるような、自分のためにしたいことに使えるような感じがする」と答えた。

「どこか身体のなかで、その力を感じる場所はあるかい?」と私は尋ねた。

「うん」しばらく間をおいてから「胸にも何かを感じる。温かくて、広がった感じ。もっと楽に息ができるような」と彼は返した。

「どこでそれを感じているか手で示してくれるかな?」と私はお願いした。ペドロはゆっくりと円を描く動きをした。続けていくうちに、その円が外側にらせんを描き徐々に大きくなっていくことに気がついた。「それではペドロ、その温かさは広がっているかな?」

「うん、あったかい太陽みたいだ」と彼は答えた。

「それは何色?」

「黄色。太陽みたいな……わあ、今、手を開いたとき、温かさが手の先まで広がってピリピリする」

「よし、ペドロ、それはすごい! 今、君は問題に向き合う準備ができたようだね」

「ああ、わかってるよ」彼は答えた。

「どうやってわかったんだい?」私は興味深く思い首を傾げながら、尋ねた。彼はクスクス笑い、「それは簡単だよ、身体を感じるんだよ」と言った。
「そうか、それじゃあ、続けようか」と私は勇気づけるように言った。

図5.1にあるように、トラウマ的な手続き記憶と「再交渉」するための関係性と土台を形成するのは、「今・ここ」の身体の状態である。ペドロと一緒に、まずそれを確認できた。これは、さらなる探索のための堅固な土台となった。全セッションの成果を決めるものが、この「今・ここ」の内側の探索であり、それがここでしっかりと萌芽したのだ。拳に注意を向けることは、些細なことに思えるかもしれないが、「精妙な内側からの動き」を感じることができたのだ。「内側からの感覚を感じる」とはどのようなものなのか、ペドロは急速に理解し始めていた。これがこの後のセッションの土台となった。このよい感じの身体感覚が安全の基盤となり、ペドロは手続き記憶の処理という困難な作業に立ち向かうことができるようになり、のちにその体験の変容さえも可能にした。

手続き記憶に生理学的にアクセスするために、「フェルトセンスを用いる」という点は、どれだけ誇張しても、し過ぎることはない。これらは極めて重要な潜在記憶であり、認知的なアプローチでは到達できないし、カタルシスでは、再トラウマ化が起きたり圧倒してしまう危険がある。

「ペンデュレーション」は、SE™の基本的なコンセプトであり、潜在的なトラウマ記憶に働

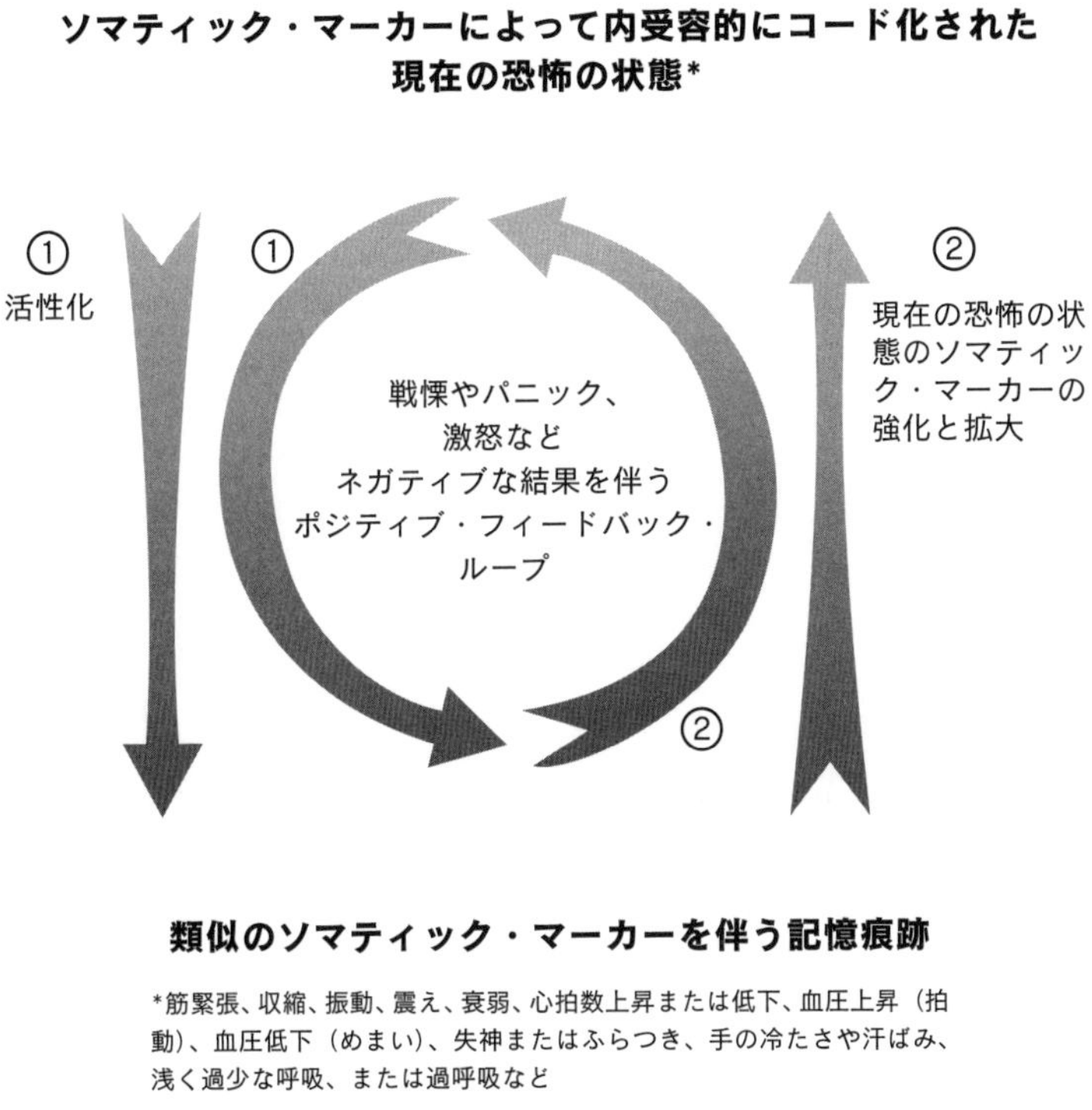

*筋緊張、収縮、振動、震え、衰弱、心拍数上昇または低下、血圧上昇（拍動）、血圧低下（めまい）、失神またはふらつき、手の冷たさや汗ばみ、浅く過少な呼吸、または過呼吸など

図 5.1　ソマティック・マーカー

上の図は、現在の内受容的な状態がどのように、同様の状態を呈している情動記憶と手続き記憶に関連しているかを示している。現在の身体的、生理学的および情動的な反応は無意識のレベルで、それと類似の記憶を思い出させたり連想を起こさせたりする。つまり、現在の恐怖の状態は、恐怖に基づいた記憶を呼び起こし、それが現在の興奮状態をさらに強化するのである。これによって、苦痛が強化されていくフィードバック・ループへと発展し再トラウマ化を引き起こす可能性がある。

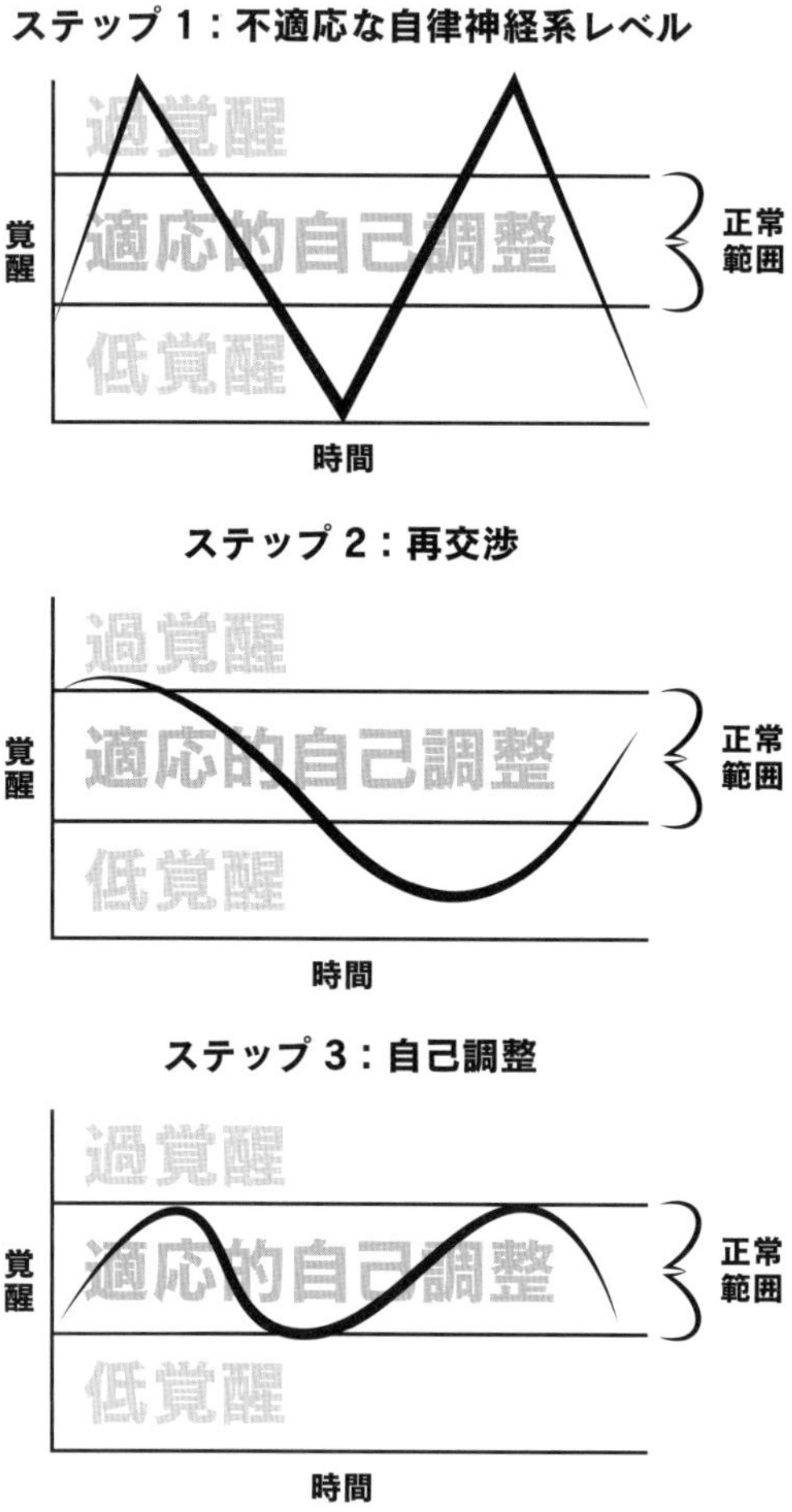

図 5.2　自己調整の窓：上記の表では、圧倒されるような過覚醒状態と「シャットダウン」のような低覚醒状態の「再交渉」が示されている。適応的な自己調整の限界値の範囲内で、柔軟性を持った平衡状態を保つことができるようになっている。

きかけるために活用されている。「ペンデュレーション」というのは私の造語で、「収縮と拡大という、継続的で原初的な生物のリズム」を指している。

トラウマを抱える人は、慢性的な収縮状態に陥っている。こうした身動きの取れない収縮状態では、将来も何も変わりはしないと感じられるのである。この出口の見えない囚われた状態のために、トラウマを抱える人は、強い無力感、希望のなさ、絶望にはまり込んでしまう。収縮した感覚は、非常に恐ろしく、果てしなく感じ、そのうえに出口も見えないために、身体を感じることは、ありとあらゆる手段を使って避けようとする。身体が敵になってしまったのだ。体感を感じると、まるでトラウマが再び体験される前兆のように感じられるからだ。

しかし、人々を「凍りつき」とトラウマ状態に縛りつけているのは、実はこの回避行動なのである。トラウマを抱える人々は、穏やかな導きがあれば、「体感を数秒間『そっと感じる』だけなら、なんとかやれる」と気づく。ほんの少し身体を感じても、「決して死なない」ことがわかるのである。麻痺し、「シャットダウン」しているために、身体を感じることを非常に不快に思うことがあるが、穏やかで、かつ確固とした導きを得れば、強い抵抗を少しわきにおいて、ほんのわずかでも好奇心を感じることができるようになる。そして、感覚をほんの少しでも感じることができると、わずかだが、収縮から拡大へと移行する。そしてまた自然に収縮へと戻る。しかしこのときの収縮は、以前ほどガチガチで空恐ろしくは感じられず、また再び自然に穏やかな拡大へと移行していく。

「収縮↓拡大↓収縮↓拡大」のサイクルを繰り返すことによって、内側の感覚の「流れ」が感じられ、「リラックスした感覚」が広がっていく。内側に生まれた、動きと自由と流れの感覚を得ることによって、戦慄に満ち、万力《まんりき》のように縛りつけるトラウマの「底引き網」から、次第に抜け出ることができるようになる。

SE™を開発した初期の頃から用いているもう一つの概念は、内面のパワー、つまり私が「健全な攻撃性」[*2]と呼んでいるものに触れるということである。ペドロも、拳に力を感じ、手のひらに開放感を感じたとき、初めてこれに触れた。拳の力と、手のひらの開放感という二つが、ペドロにとって初めて感じる「健全な攻撃性」を構成していた。これは彼自身のために立ち上がり、動き、自分が欲しいものを得るために力を出し、新たな可能性に向かって自らを開く力だ。この信頼できる確固とした基盤が形成されたことによって、ペドロは、人生を楽しみ、前に進もうとするのをはばんでいた竜〔トラウマ〕に立ち向かう準備ができたのだ。それでは、次に何が起きただろうか?

私はペドロに、十分「タイトレーション」された動きを、ゆっくりと繰り返すように言った。ゆっくりと口を開けていき、抵抗を感じたら、またゆっくりと口を閉じるというエクササイズだ。[18] このエクササイズは、先ほど体験した収縮と拡張の探求をさらに進めていくためで、過剰に「オーバーカプリング」している頭、首、顎の一連の神経と筋肉の収縮を中断するのだ。口を開いて閉じる、という動きの間に休息を設け、活性化を定期的に鎮め、次第に落ち着きを取り戻させた。一連の動きをしていると、突然ペドロの首と肩が痙攣した。そして休息に入ると、ペドロは足に穏やかな震えを感じた。[19] これが「放出」である。また、両肩の上から、不快でひどく焼けつくような熱が出ていくと彼は言った。後から母親が教えてくれたが、この「身体の記憶」は、子供の頃の三回目の落下による裂傷の位置と一致するそうだ。そこは今でもひどい傷跡になっているとのことだ。「微細な動き→放出→休息」をさらに数回繰り返すと、ペドロのチックは著しく軽減した。彼はより現在に意識を向け、自分を開き、彼の「導き手」としての私と、朋友としての教室の受講生たちと、意思疎通を図ることができるようになっていた。チックが軽減し、はるかに楽に感じるとペドロは言った。そこで私はペドロに、「セッションに何を一番期待しているか」と聞いてみた。彼は心底、閉所恐怖症的な恐れを手放したいのだと言った。そうすれば春休みに家族とブラジルからディズニーランドまで旅行できるのだ。

以前ペドロは、混み合う飛行機内でパニック発作を起こしたことがあると言った。出発が遅れ、ゲートに駐機したまま、ドアが完全に閉められた、暑く混雑した機内で三〇分以上も待たされたのだ。この飛行機でのことを考えたとき、どんなことに気がつくかを聞いてみた。

「怖かった」と彼はつぶやいた。

「それで、身体はどんなふうに感じたのかな?」

「まったく息ができないみたい……胸のまわりにベルトが巻かれているみたいな……まったく息ができないんだ」。私は、自分の足をペドロの足のすぐ横に置いた。こうしてもよいかと尋ねると、彼は「うん」と言った。「これで宙に浮かない。飛んでいかないよ」。

この「グラウンディング」〔しっかりと地に足がついていて心身ともに安定している状態〕を追加した状態で、胸の緊張が強くなったか、弱くなったか、変わりがないか、それとも何か別のものに変わったかを聞いてみた。この種の「オープン・クエスチョン」〔「はい、いいえ」で答えるのではなく、回答はさまざまな形をとることができる開かれた質問〕は、ペドロの好奇心をかきたてたようだ。彼は一呼吸おいてから、「確実によくなっている。息ができてる感じがする」と答えた。

「他に気づいたことはあるかな?」と私は尋ねた。

「うん、胸にまた温かさを感じる……それが顔まで広がってきている」[3]、「ああ、今すごく広がってる……。身体全体に広がってる……。すごく気持ちよくて、温かくてチリチリしてやさしく揺れている。内側から揺れてるみたいだ。本当に変な感じがする……パニックが飛んで行った。なくなったみたい……本当になくなったみたいだ!」と彼は答えた。

私はペドロに、最近閉所恐怖的なパニックを起こしたことがあるかを聞いた。一年前にプールで、ファスナー付きの開口部から中に入ることができる大きなボールで遊んでいたときのことを彼は語った。このボールは、中に入ると内側からファスナーを引っ張って閉めることができる。そして体重を移動させて、水面上を回転する。このボールは普段体験できない感覚を味わって楽しむことを前提に作られていたのだが、ペドロは楽しくなかった。楽しいどころか、閉じられた内部は息苦しく、そのうえに後ろに倒れた。これによって、以前の恐ろしい内受容性の落下経験が再現された。さらに、機内に閉じ込められて経験した窒息によるパニックも再現された。ペドロはボールが開けられずパニックになった。過呼吸のために叫ぶこともできずにいたが、母親が彼のうめき声に再び気がついた。母親は、外側からボールのファスナーを開け、危機的状況から息子を救い出した。そのとき母親は、息子が生後七カ月で大けがを負い、押し殺したようなうめき声をあげていたのを聞いたときの苦痛が、再びよみがえるのを感じた。この恐ろしい罠のようなボールから出てきたとき、彼は再び母親の恐怖にひきつった顔を見た。母親の戦慄に満ちた表情は、彼に再び驚愕反応を起こさせ、恐怖と打ち負かされた感覚がさらに強化された。

ペドロがこの直近のパニックの一件を説明し終わったとき、私は彼が椅子の上でぐったりしていることに気づいた。肩を丸めており、横隔膜の上で背骨が真ん中から折れているようだった。沈み込んだ姿勢は、赤ん坊のときと、青年になってからの二回にわたる救出劇と、そこから来た悲惨な屈辱感、絶望、および打ちのめされた無力感を映し出していた。しかし私は、ペドロが再び、拳を無意識に開いたり閉じたりしているのに気づいた。身体のなかの力を試してみる、まさに絶妙のタイミングであると判断した私は、彼の注意を拳に向けさせた。

「うーん、ここに何か力を感じる。力が戻ってきた。セッションのはじめのときの感覚を思い出す」と彼は答えた。

次に私は、彼に姿勢を感じてもらい、もっと前かがみになるように誘導した。最大限に沈み込み、へたり込んだ状態でペドロはいったん静止し、次に身体は自発的に徐々に上向きになり始めた。背骨が伸びて頭が上がってきた。そこで感覚的体験に単純に注意を向けるよう促した。この意識的な気づきを持ち続けることで、予期せず、誇り、さらには勝利という感覚が起こってきたようだ。「うわぁ、すごくいい。頭を高く上げて前を見ているみたいで、すごく自信が持てるようになった」とペドロは言った。

ペドロが一気に元気を取り戻していることを見て取り、私は、プールでの出来事をもう一度吟味してみてもいいかと聞いた。彼はやる気だった。私は、彼にボールの中にいる自分を想像するように言った。これは身体感覚を用いながら、トラウマの体験を視覚化するという困難な課題だったが、ペドロは試してみる準備ができているようだった。彼はボールの中に入り、ファスナーを閉めた後、後ろに倒れ始めて、バランスを失ったところを思い出していた。この一連の出来事をたどっていくと、具体的な場面を想像したことによって、ペドロは再びめまいを感じた。めまいが起きると、次に胸の締め付けと過呼吸を感じた。パニック発作の前兆である。そのため、窒息するのではないかというパニック的な恐れが増してきた。しかし、今回は、**圧倒されることなしに**これを体験することができた。再度、胸が締め付けられる感覚を意識するよう彼を誘導した。すると次第に呼吸は落ち着き、自発的にゆっくりと楽に吸っては、全部吐き切るという自然な呼吸が数回起こった。

次に後ろに倒れたときの感覚を再度感じてもらうことにした。私は彼の背中の上のほうと頭を手でそっと支え、落ちる感覚に身をゆだねて、その感覚に入り込むよう促した。すぐに彼は「脱出しなければ！」と言った。

「では、どうやって脱出するのかな？」私は落ち着いて聞いてみた。

すると彼は「身体から離れて浮いているような感じだ」と答えた。

「そうか、ではどこに行くのか見てみようか」と私は言った。

彼は「この奇妙な浮いているような感情」に身をゆだねるのは怖いと言った。彼の気持ちを大切にするため、しばらく間をおいてから、浮いている感覚に注意を向けるよう、再度穏やかに促した。どこへ向かって浮いて行くのかと聞いてみた。この種の解離が起こったときは、身体に関連した言葉を使って質問せずに、むしろ解離体験を受け入れ、身をゆだねることが重要である。ペドロはしばし躊躇した後に「上に、ボールの上に出る」と言った。

「よし、それはよさそうな場所だね」と私は言った。

そして、彼は上からボールを見下ろしているが、まだボールの中にいると言った。

「そうか、では上から何をしたいと思う？」と私は質問した。

「下に行ってファスナーを開けたい」と彼は答えた。

ペドロは部分的に解離していても、この「**積極的な運動を伴う脱出方法**」を想像上で思い描き実行することができた。プールでは、母親に助けてもらわなければならなかった。十代の少年にとって、「自分でできる」と感じることとは正反対の体験だ。この「再交渉」によって、彼のチックはさらに軽減した。

さらにペドロは、同じような体験をした古い記憶を思い出した。五歳のときに、寝室のドアが壊れて、開かなくなったのだという。力一杯ドアを引っ張ったが、開かなかった。このとき、飛行機の中で体験したような、恐ろしいパニック反応が起きたことを思い出した。治療に携わる観察者であるわれわれは、傷つき、無力で一人ぼっちだった生後七カ月のときの最初の体験が、あたかもこだまのように「再現」されたのだということが見て取れる。ベビーベッドから落ちたこと、母親の元にたどり着けなかったこと、そしてひとりで二〇分間過ごしたこと。これは、赤ん坊にとっては永遠のように感じただろう。このように、永遠に続く焼ける刻印が、情動的、および手続き的な痕跡をペドロに残したのである。

五歳のときに、ドアが壊れて開かなかったとき、ペドロは過剰反応しパニックに陥った。これは、七カ月のときの落下の体験が影響しているのは明らかだった。そのときは、ひどいケガを負い、極めて無力だった。すぐに誰かに気づいてもらいたいと思ったが、それも阻害されたのだ。

すでにペドロは、ボールから脱出する具体的イメージをマスターしていたし、顎を意識したエクサイズをして、顎をリラックスすることができるようになっていたので、五歳のとき寝室に閉じ込められた体験を再現したら、今なら以前にはできなかった方法でかつては未完了だった脱出を完了できるに違いないと思った。今回は、圧倒されずにやり遂げることができるだろうと感じた。

私はペドロに、ドアノブを全力で引っ張るのをイメージするように言った。そして、このような能動的な動きをしている自分の身体全体を感じるよう促した。彼の顔に一瞬ほほ笑みが浮かんだ。私はどうしたのか聞いてみた。彼は、ドアを引っ張って、引っ張って、そして蹴りを入れて、ついにドアを壊したと自信満々に答えた。そして、満面の笑みを浮かべた。私は彼にチェシャ猫みたいな笑い〔「不思議の国のアリス」に出てくるネコで、満面の笑みをたたえている〕をどこで感じるかを聞いた。「ああ、目で、腕で。胸や肩、足、ここでも感じるよ」と彼は答え、お腹を指した。「身体全体だ。とっても力強くてパワフルで、スーパーヒーローになったみたいに感じる……身体は僕を守ってくれる」。彼は勝利感に満ちた様子で答えた。

多くの親たちのようにペドロの母親は、一〇代の息子がパソコンやインターネットばかりやっているのを心配していると語っていた。ペドロの場合は、確かにやりすぎで、強迫的だった。セッションの二日後、母親はペドロが画材をほしがっていると報告してきた。彼は子供の頃、絵を描くことが好きだったが、症状がひどくなり、顔や頭、首に及ぶと、絵画に対する興味をすべて失い、パソコンにかじりつくようになった。この強迫的行為が、彼の症状をさらに悪化させたようだ。母親は、ペドロが新たに絵画に関心を持ち始めたことをとても喜んでいた。

そして、さらに彼女は驚くことになった。ペドロは学校で歌のクラスに参加するという、思い切った積極的な行動を取ったのである。そのクラスで彼は、顎と横隔膜との力強いつながりを感じることになった。ペドロはまた、将来のことも考え始めた。以前は、工学部に進もうと考えていたが、心理学を学びたいと母親に伝えた。また彼は、自分の脳のなかで進行していることに興味を持ち、脳のＣＴスキャンを受けたいと強く望んだ。閉所恐怖症のため、何年も先延ばしにしてきたことだ。ペドロは今、ディズニーランドへの家族旅行の計画に夢中になっている。飛行機での長旅への不安は消えたようだ。

また、彼の未来観は多次元的なものとなった。過去とは違う未来があるという認識だ。では、いかにしてペドロに新しい記憶をもたらし、古い記憶をアップデートできたか、そして、その記憶がいかにして彼を過去と決別させ、前進させ、力づけ、自立させたのか、「再交渉」の流れを簡単にまとめてみよう。

トラウマの記憶に「再交渉」する基本的なステップを次にまとめる。

1　クライアントが、比較的穏やかで、力強く、地に足が付いている「今・ここ」の経験を持てるように手助けする。この状態を作っておいて、ポジティブな感覚とトラウマの元となった困難な感覚の両方を観察する方法を、クライアントに教える。

2　身体の中に、どっしりと落ち着いた土台が作れたら、クライアントに、心地よく、地に足が付いた感覚と、より困難な感覚との間を、ゆっくりと行ったり来たりするよう指示する。

3　この五感を使って感じていく方法を「トラッキング」というが、これを行っていると、トラウマの手続き記憶が湧き起こってくる。それは、完了を阻害されており、一部が欠損している。セラピストは、クライアントが過剰に活性化したり、逆に極度に低活性な状態にならないよう観察を続ける。もしそういった状態に陥ったときは、セラピストは最初の二つのステップに戻る。

4　極端に分断された手続き記憶にアクセスしていくと、セラピストはクライアントが完了させることができず、失敗に終わった反応の「断片」を見つけることができる。クライアントに、さらに五感を探るように促し、はじめに意図されていたが、実際は阻害されてしまっていた自己防衛反応を完了させる。

5　これによって、心身の中核の調整系がリセットされ、バランスと平衡が回復し、リラックスしながら適度に警戒した状態へと戻る[20]（186ページの図7．1を参照）。

6　最終的に、手続き記憶は、感情、エピソード、およびナラティブな記憶の機能とのつながりを取り戻す。これによって、記憶はそれが属する適切な場所、つまり「過去」におかれるのである。トラウマの手続き記憶は、もはや未完了かつ不適応な形で再活性化されることはなく、今や健全な有能感と勝利に変容されている。手続き記憶は、その構造全体が変化し、新たに更新された情動記憶とエピソード記憶の出現を促す。

トラウマの記憶に取り組む重要な点は、「圧倒され過剰に活性化した状態」でも、「『シャットダウン』し、崩れ落ち、屈辱に満ちた状態」でもない、「現在」にとどまりながら、トラウマの記憶を順に吟味していくことにある。「シャットダウン」した状態にあるクライアントは、一見落ち着いているように見えることがあるので、セラピストは混乱することがあるだろう。手続き記憶に取り組む際、原則的には、一番新しい記憶から始めることがもっとも望ましい。しかし現実には、同様の要素および付随する意識の状態を持つすべての手続き記憶が混じりあい、一つの手続き的な記憶痕跡になっていることが多い。

ペドロは、まずボールに閉じ込められたことを顕在的に思い出し、それによって「なすすべもなかった」という手続き的な記憶痕跡にアクセスすることができ、さらにはそれを積極的な脱出行動へと変容させることができた。いってみれば、合成された記憶痕跡に対し、過去に遡って「再交渉」することができたのだ。これによってペドロは完了を感じることができた。まずは少年としてボールから出ることができ、次に五歳児としてドアを開けたのである。

彼とのセッションにおけるこれら二つの独立した体験は、赤ん坊の頃に味わったどうしようもない無力感を含む、一連の記憶痕跡にも影響を与えることができた。少年期と五歳時のトラウマの「再交渉」が成功したことに付随して、乳児期の苦痛もある程度緩和されたのだ。

ペドロの「勝利体験」と同様の体験は、私がある女性と行ったセッションのなかでも再現された。その女性は、マラソンでの優勝経験もあったが、実は子供の頃に、叔父から性的虐待を受け、そのために親密な関係になることに問題を抱えていた。セッションで彼女は、叔父に反撃し股間を蹴りたいという衝動を感じた。それとともに、叔父は四歳の彼女を完全に力で凌駕しており、そのときの彼女にはどうすることもできなかったということも理解できた。そのことで自分への慈しみを感じることもできた。次に彼女は、侵入してくる叔父に対して境界を作るように腕を突き出した自分を想像した。すると力が戻ってくるのを感じた。セッションの最後に、彼女はまるで「マラソンをしていたように感じた」と教えてくれた。それはどんな感じなのかと聞くと、「両脚が動かなくなる点まで来たという感覚です。両脚で立つのがやっとで、もう走れないような感じです。そして何かが起こりました。頭のなかで声がしたんです。『ただ動き続けろ……動き続けろ』と」。そういったことは長距離走選手には普通のことなのかと私は聞いた。「ええ」と彼女は言った。「でもこのセッションでは、足ではなく内側から、完全に自分の内側からそれを感じました。私は今、自分を守ることができます。私には、難題に挑戦し続け、障害を克服する力があると感じます」。

彼女はその一週間後に、ある性的で親密な体験を持ったと報告し、こう語った。「これは叔父に対する大きな勝利です」。

やり遂げる意思の下に

この世では誰もが苦しみを味わう。
そして、多くはその苦しみの場で強くなる。
――アーネスト・ヘミングウェイ

目の前の恐怖に真っ向から立ち向かう経験をするたび、あなたは強さと勇気と自信を身につけることができる。そして、「この恐ろしいことが切り抜けられたのだから、次にどんなことが来ても大丈夫だ」と言えるようになる。自分にはできないと思うことをやってみなさい。

――エレノア・ルーズベルト、『生きることの学び――人生をもっと充実させる11の大事なこと（*You Learn by Living: Eleven Keys for a More Fulfilling Life*）』

私は四五年に及ぶ臨床経験で、人間には障害を克服し内側のバランスや平衡を回復する、基本的で普遍的な力が、生まれながらに備わっていると確信した。これは圧倒されるような体験や、喪失の後の惨状を耐え抜き、癒す本能である。加えてこの本能は、困難や逆境を耐え抜き、勝利しようと試みる生物学的な習性によるものではないかと私は思っている。お金を払ってくれるクライアントがいるレベルのセラピストならわかっているはずだ。人には逆境を乗り越える力が備わっており、セラピストはクライアントに、「カウンセリング」したり、「治療」したり、「治し」たりするのではない。むしろ、耐え抜き勝利を収めることができる、人間の本能的な力を促進することがわれわれの役割である。では、この本能がその目的を達成できるようにするには、どうすればよいのだろうか?

ペドロの道程でもわかるように、自己変容への探求は人間の生来の衝動であり、これこそ私が何年もの間、熟考を重ね研究し続けてきたテーマである。最近、ドイツ人の同僚のヨアキム・バウワーが、私の研究内容を知り、てんかん患者の治療に関する耳慣れない専門誌の記事をくれた。しかし、この興味深い記事について検討する前に、てんかんの脳神経外科治療の背景を簡単に見てみよう。

二〇世紀半ばの著名な神経学者、ワイルダー・ペンフィールドが、難治性てんかんの治療プロトコルを確立したことは、先駆的業績として知られている。荒れ狂う「神経系の嵐」を鎮めるために、損傷した脳細胞を切除したのだ。しかし、この外科処置を行う前に、神経外科医は、損傷している脳の部位が支配、または処理している機能を同定しなければならない。外科医が、患者にとって重要な機能を果たしている脳の部位を誤って切除し、患者が機能を失ってしまうことがないようにするためだ。脳には痛みの受容体がないので、患者が目覚めていて反応できる状態でいるときに、外科医が電極プローブで病巣を刺激する。

最近までこういった電気的刺激のほとんどは、脳の表面に限定されていた。それでもそれぞれが特異的で具体的な機能と関連していることがわかっている。たとえば、身体や感覚の部位が刺激された場合、患者は一般に身体のさまざまな部位の感覚を報告する。また、運動皮質が刺激された場合、電気的な刺激の反応として、指などの身体の部位が動く。ペンフィールドは海馬を含む、いくつかの「連想を起こさせる」部位を刺激したとき、患者は、夢のような幻想的な感覚を報告したと述べている。こうした初期の研究を経て、六五年ほど後に、電極をさまざまな脳の深部に挿入するプロトコルが開発された。これも、難治性てんかんの治療を目的としている。

ドイツ人の友人から手渡されたのは、刺激的な内容の研究だった。スタンフォード大学の研究者グループによる「ヒト帯状回《たいじょうかい》への電気的刺激によって誘発される『やり遂げる意思』(*The Will to persevere induced by Electrical stimulation of the human cingulate gyrus*)」という興味深い題名の論文だった。[21] 過去にペンフィールドやその他の外科医によって研究されていたのとはまったく異なる、脳の深部への刺激によって喚起された、予想外の経験に関する報告だった。この脳の領域は**前中帯状皮質**(aMCC)として知られている。

この研究において患者が体験したことは、特筆に値する。aMCCが刺激されたときの「患者番号二番」の正確な言葉を記そう。「これは自分への問いかけみたいなものです……。否定的な心配ではなく……もっとポジティブなことです。がんばって、がんばって、がんばって、これを乗り越えようとする……闘わないなら諦める。でも諦められないから、なんとしてもやり続ける」。「患者番号一番」は、自分の経験について、こんなたとえを使って説明した。「嵐に向かって車を走らせているのですが、タイヤの一つがパンクしかけています。それなのに、まだ半分しか進んでいない。それに、もう戻る手立てがなくて……ただ前へ進み続けるしかない、そんな感じなのです」。この研究において二人とも「困難」または不吉な「心配事」を描写しているが、**やる気に満ちて努力を続け、やがて課題を克服することができると感じている**のである。なんと素晴らしいことだろう。

研究者たちは、電気刺激を加えていると患者の心拍数が増加していることに気づいた。さらに患者は、胸の上部と首の部分に「震え」や「ホットフラッシュ」などの自律神経の動きがあったことを報告している。私は色めき立った。私のクライアントのほとんどが、トラウマの手続き記憶に取り組み、恐れから覚醒へ、さらに勝利へと移行するときに、これと酷似した自律神経の感覚を報告しているのだ。同時にクライアントたちは、背骨が伸びたり、胸が広がる感じがするなど、微細な姿勢の変化も示していた。

生理学的な視点から見ると、aMCCには、ドーパミンを媒介した「やる気」を起こさせるシステムと、ノルアドレナリン作動性の行動システムの機能が収束されている。ここで歴史を振り返ってみよう。神経科学が誕生する何千年も前から、勇者が勇気を持って行動し、勝利を手にした物語は、世界中の数多くの神話のなかに描かれ、われわれも日常のなかで体験している。今回実験に携わった研究者と勇気ある患者たちは、「英雄の旅」神話の中核をなすものを、神経科学的に解説することに成功したといえるのかもしれない。

著名な神話学者のジョゼフ・キャンベルは、彼の代表作である『千の顔を持つ英雄（*The Hero with a Thousand Faces*）』（平田武靖・浅輪幸夫監訳、人文書院）のなかで、世界中の神話や、記録されている歴史のなかには、ことごとくこの手の話が含まれていることを明らかにしている。それは外的であれ内的であれ、大いなる困難に対して、明確な方向性、勇気および強靭な意思をもって立ち向かい、その困難を克服するという話だ。

これこそ、人類に普遍的な原型である英雄神話の中核を成しているのである。激烈な困難に忍耐力をもって立ち向かうことは、多くのシャーマン的な通過儀礼の基盤でもある。厳しい通過儀礼や、炎で焼かれる試練のなかで、やり遂げるという強い意思を持つこと、それはａＭＣＣという、この脳組織の薄片によって奏でられている交響曲なのかもしれない。生きるうえで困難はつきものだが、逆境のなかを勝利へと人を導くのが、この神経構造の中核をなしている部分かもしれない。では、てんかんでもなく、深部を刺激する電極がなくても、この脳の部分がいかにして刺激されるのかという、臨床的に重要な課題を考えてみよう。

ａＭＣＣについての最新の研究により、この脳の部位は、肯定的であれ否定的であれ、強く影響を与える刺激があるときに活性化されるということがわかっている。またこの部位は、島《とう》、扁桃体、視床下部、脳幹および視床と、神経的つながりを持つ。島皮質とともに、ａＭＣＣは、体内の感覚受容体から原初的な刺激を受け取っている。加えて、皮質の中で、扁桃が引き起こす恐れの反応を軽減できる唯一の部位である。[22] この視床皮質、島皮質、前帯状皮質および内側前頭前皮質の回路は、内受容性の情報、つまり不随意の体内感覚を受け取り、錐体外路運動系を介して行動を準備する。これがまさに、手続き記憶を構成している基礎構造である[23]（186ページ・図7．1を参照）。

高価な脳スキャナーの恩恵なしでも、ペドロの例を見れば、恐れと無力から、勝利と有能感へと、体内感覚の変化が起きていたこと、したがって脳と身体の間には双方向の情報伝達が行われている可能性があるのは明らかだ。よって人間には、逆境を克服し人生を前向きに進むために欠かせない、「ソマティックな衝動」という「本能」が、生まれながらに備わっているということを明記しておきたい。この主要な本能なしでは、トラウマセラピーは「カン」と認知行動療法的介入に頼る他ない。しかし、この本能の関与があれば、トラウマは変容できる。クライアントが少しずつトラウマに向き合い、それを包み込むことができるようになるからだ。

さらにこの本能は、「やる気」や報酬、行動に対する協調的で手続き的なシステムを活性化することによって作動しているのではないかと考えている。このドーパミンとノルアドレナリンによる、「やる気」および行動システムの統合を、私は「健全な攻撃性」と呼んでいる。

てんかん患者に対する脳の深部への刺激に関する、数件の事例研究があるとはいえ、「耐え抜き勝利しようとする本能」の存在を証明するには、いまだ十分ではない。しかし、拙著『身体に閉じ込められたトラウマ』でも身体を通した臨床的エビデンスについて論述してきたし、世界中の神話、宗教儀式、数多くの映画や文学において描かれているように、人類の旅路の中核に、障害や困難に耐え抜き勝利する普遍的力が存在していることは明らかだ。この「トラウマを変容させる力」は、われわれの人間性に訴えかけてくるだけでなく、人類の祖先、さらにそのもとにある動物たちの祖先とわれわれをつなぐ架け橋でもある。

ペドロとのセッションでは、**手続き記憶にアクセスし完了させた**ことで、彼は無力な子供から自立した大人へと治療的に変容を遂げた。ペドロは、手続き記憶の変容を通じて「悪者」と対峙し、「神話的な」通過儀礼を経て、自らの道程を完了したのだ。彼は、力強く自立した若い男性として、自らの運命を引き受け、新たな人生を生き始めた。

島、aMCCおよび恍惚——トラウマの変換のスピリチュアルな側面

てんかんを患っていたフョードル・ドストエフスキーは、自らの体験を想像力豊かに描写している。「普通の状態では考えられない幸福感、経験したことがないものにとっては想像もつかない……私は、自分自身と宇宙全体と完全に調和した」。こうした感覚は、彼の叙事詩的小説『白痴』のなかでよく表現されている。主人公のムイシュキン公爵は自分の発作について、「このほんの一瞬のために、人生のすべてが犠牲になってもよいほどだ」と言っている。

このような「ピーク体験」が、どれほど多岐にわたるのかを確かめるのは難しい。てんかん

患者たちは、「精神に異常をきたしている」と思われることを恐れ、語りたがらないからである。

しかし、一部の神経学者は、この「ドストエフスキー効果」と呼ばれる、正統的とはいえないかもしれないが、魅力的な研究分野に注目している。スイスのジュネーブ大学病院の神経学者たちも、てんかん治療の研究に取り組んでいるが、スタンフォード大学の研究グループによるａＭＣＣ刺激に類似した「恍惚発作」を呈する患者の亜集団において、脳内の関連部位を突き止めたようである。[24] 研究グループは、活性化を検出する強力な脳画像化技術を駆使した結果、島《とう》がその中核ではないかと報告している。数人の患者において、前島を刺激することで「スピリチュアルな恍惚状態」を呼び起こすことができた。患者の一人は、治療を受ければてんかんが治るかもしれないと言われた。こうした恍惚状態がどんなに素晴らしくても、病気が治るなら喜んで手放しそうなものだったが、この患者は大胆にも即座に拒否したという。その人は重症のてんかん患者だったが、それでも「この体験を手放すつもりは一切ありません」と語ったという。

島は前部と後部に分かれている。後部は身体の内側および外部から発生したありのままの感覚を客観的に感知すると考えられている。対照的に、ａＭＣＣに関連している前島は、もっと繊細でニュアンスに満ち、主観的な感情に基づいた感覚と情緒を処理していると見られている。クレイグ[25]やクリッチリー[26]、その他の研究者は、前島はわれわれが自分の身体と自分自身についてどのように感じるかを広くつかさどっていると主張している。さらに、島の左側は、肯定的な感情に関わり、右側は否定的な感情に関わっていると指摘している。

再度確認するが、ここは身体の内側からくる、内受容的感覚器から入力を受けている。精神世界のさまざまな伝承では、スピリチュアルな状態を喚起するための呼吸法や動き、瞑想の技法を伝授する一方で、このような情緒と感覚に基づいた状態においての両極性に対処する方法も伝えている。恍惚を体験した後、気分が「降下」し、否定的な領域に振れ戻す可能性があるからだ。

SE™によるトラウマの再交渉においては、ペンデュレーションを用いている。身体感覚や感情が拡張と収縮とを交互に繰り返すことである。この満ち引きによって、両極性は徐々に一体化する。この両極を体験していくことによって、深いレベルの統合と、しばしば「錬金術的な」変容が起こる。

次の第6章は、二人のクライアントとのセッションの動画をもとに構成されている。トラウマ解放における手続き記憶の役割が、文字と写真の両方で解説されている。最初のものは、一歳二カ月になるジャックとのセッションである。年齢的にも言語の発達的にも、彼のセッションは手続き記憶と情動記憶だけで構成されている。だが、その二年半後のフォローアップでは、手続き記憶がどのようにエピソード記憶へと発展するのかが解き明かされている。

次は海兵隊員のレイとのセッションである。レイはアフガニスタンで従軍していたが、親友が彼の腕のなかで息を引き取った。その後、二発のＩＥＤ爆弾の爆発でレイ自身が吹き飛ばされた。爆発による衝撃トラウマを解放した後、彼は情動記憶、エピソード記憶、宣言的な陳述記憶にアクセスし処理できるようになり、自分だけが生き残ったことへの罪悪感、悲嘆、および仲間の喪失を乗り越え、深いレベルでの心の平安を手にすることができた。

*1 SE™のゆっくりした、意図的でマインドフルな内側の動きの強調は、サイコドラマやゲシュタルト療法などの表現的なセラピーと大きく異なる。これらのセラピーでは、内部のフェルトセンスや動きよりも、むしろ大きな外部の動きを強調する傾向にある。繊細な内部の動きは、より不随意であり、脳幹、小脳、錐体外路などの異なる脳のシステムを刺激する。

*2 「攻撃（aggression）」という単語は、ラテン語の「*aggredi*」から派生したもので、とりわけ「接近すること」や「目標を持つこと」、「チャンスを捉えること」、「欲すること」といった意味がある。

*3 これは彼の喉と顔面に、目に見えるレベルでの軽度の血管拡張が起きていたことと一致している。彼の皮膚が輝いているように見えた。

第6章　二つのケース・スタディ——親密な訪問

赤ん坊のジャック——母と子の再会

ジャックは利発で元気なよちよち歩きの赤ん坊である。しかしひどく恥ずかしがり屋で人見知りでもある。ジャックは、ひどい難産で生まれた。今でもその痛ましい後遺症と闘っていたため、同僚から紹介されて、私のところに来たのだ。

彼は逆子で、へその緒が首に三重に巻き付いており、頭が子宮底に挟まっていた。小さな足で蹴るたびに、彼の頭はさらに狭いところに挟み込まれ、喉のまわりがきつく締められた。つまり、「出口のない」厳しい状態で、人生最初の窒息の恐怖を味わったのだ。この苦しみは、ほとんどの大人にとって想像することはできないだろう。[27] 緊急の帝王切開が行われたが、医師たちはジャックが危険な状態であることに気がついた。心拍数が急激に落ち、命が危険に晒さ

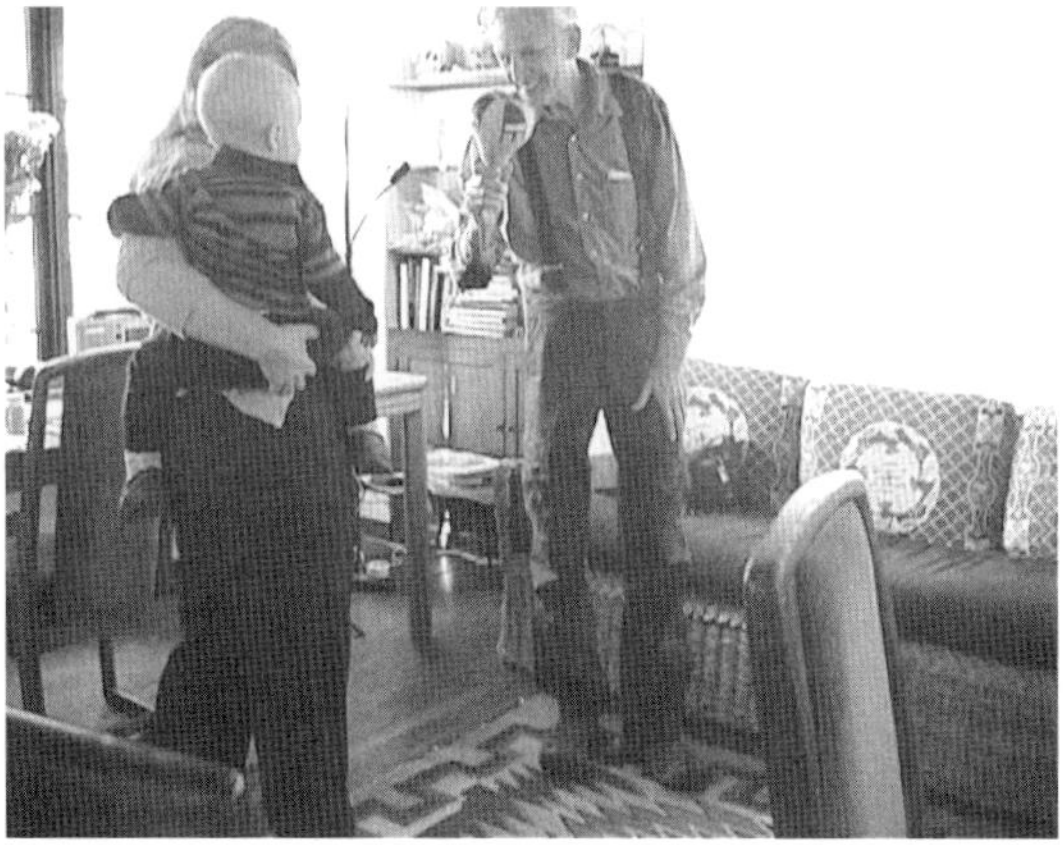

写真 1

れていた。帝王切開に加えて、ジャックの頭を子宮底から取り出すために強力な吸引が必要だった。複数の医療従事者らが突いたり注射針を刺したりするなかで、ジャックはこの世に迎え入れられた。命を救うためにやむを得ないことだったが、注射や静脈挿入、荒々しい検査や慌ただしい介入が行われた。

生後一歳二カ月になっていたジャックは、断続的な胃逆流があったため、新たな侵襲的検査が予定されていた。母親のスーザンは、律儀に小児科医の助言に従っており、最初のセッションの日から二週間後には内視鏡検査が予定されていた。スーザンは小児科医の水も漏らさぬ完璧さをありがたいとは思っていたものの、他の解決法、特に非侵襲的で、トラウマになる可能性のないものがないかと思っていた。一縷の望みに引かれて、彼女と幼い息子は私の家のドアの前にやって来た。二〇〇九年の晩秋のことだ。

私が二回目のノックを中断する形でドアを開けたときに、ジャックは母親の腰にまたがるように抱かれていた。スーザンは、敷居をまたいで、コツコツと足音をさせて私のセッションルームへ入ってきたが、その間彼女は何か居心地が悪いように見えた。落ち着きを取り戻しつつ息子の位置を直し、彼女は自己紹介しジャックを紹介した。彼らが通路をやって来るのを見て、私は母子の間のバランスの悪さに気がついた。新しい環境や馴染みのない人間、未知のセラピーに対して、誰もが感じる不安のせいだと解釈して、却下することもできたかもしれない。しかし、それはもっと根本的なもののようだった。二人のリズムが、基本的に一致していないのだ。

赤ん坊と母親のつながりが切れている場合には、養育者が「十分によい」環境を提供し、絆を形成しなかったからだといわれることが多い。しかし、すべてがそうとは言い切れない。事実スーザンは、真剣に愛情込めて、ジャックをあやしたり、世話したり、十分に注目も与えていた。むしろ不一致の原因は、トラウマ的な出産で双方が激しい衝撃を受けたことで、彼らが引き離されたことにあった。母子とも特別に親密なときを過ごし、絆と愛着を形成する能力は持っていたが、後続の「衝撃波」によってそれが阻害されたのだ。

セッションルームでスーザンが症状の概要と今後の検査の説明をしている間、ジャックは新しい環境を見回していた。母親の心配はもっともであると言いながら、私はセッションの説明をした。それと同時に、私はジャックの「今・ここ」の様子に注意を向けていた。ジャックの視線を追うと、色とりどりのずらりと並んだおもちゃや楽器、人形、テーブルの上の棚に所狭しと並べられた彫刻に興味をそそられているようだった。

私は、ホピ族のトルコブルー色のヒョウタン製ガラガラを取り上げ、ゆっくりと振り始めた。母と子を招くようにリズムを取り、ジャックの名前を呼びながらアイコンタクトを取った。「やあ、ジャック」ガラガラのリズムに合わせて呼びかけた〔写真1〕。

ジャックは恐る恐るガラガラに手を伸ばし、私はゆっくりと腕を伸ばして、彼に手渡した〔写真2〕。するとジャックは私が差し出したことに対する反応として後退した〔写真3〕。

次に、彼は手のひらを広げて再度手を伸ばしたが、ガラガラに触れるとそれを押しやり、不満気にわずかに泣き母親のほうに向いた〔写真4〕。

スーザンは彼を抱いて安心させ、素早く反対側に向き直った。彼は気を取られ、横を向き静かになった〔写真5〕。私はジャックに向かって、まるで彼が私の言葉を理解できているかのように彼の難産について話し始めた。私の言葉のリズムとトーンの調節は、彼に何らかの快適さと安心を与えたようだった。私は味方であり、彼の苦しい状況もわかっていることが伝わったかのようだ〔写真6〕。

機嫌が戻ると、彼は好奇心からガラガラに再度手を伸ばし、テーブルを指さした。「リンゴ、リンゴ」と言いながら左腕を伸ばした。テーブルにはザクロが三個乗っていた。

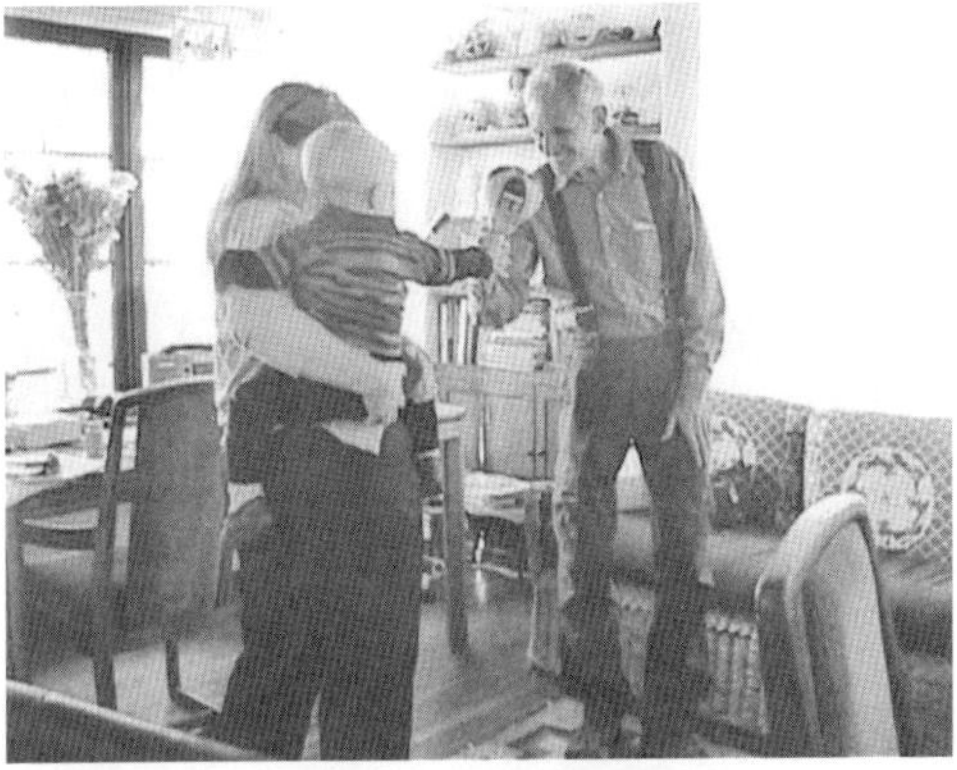
写真 2

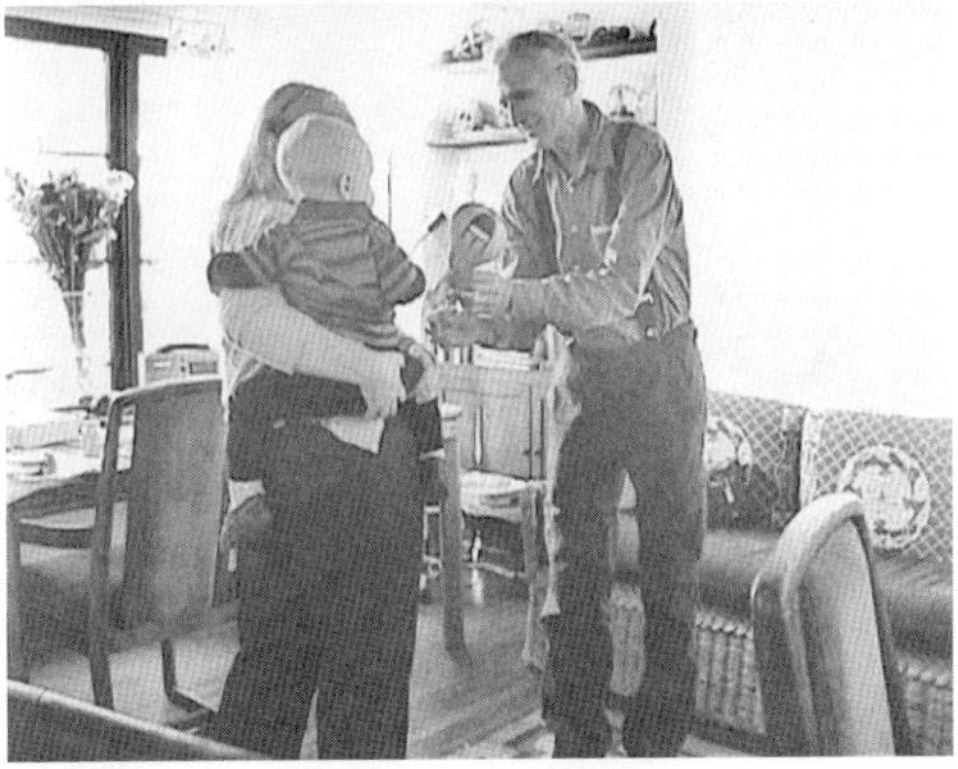
写真 3

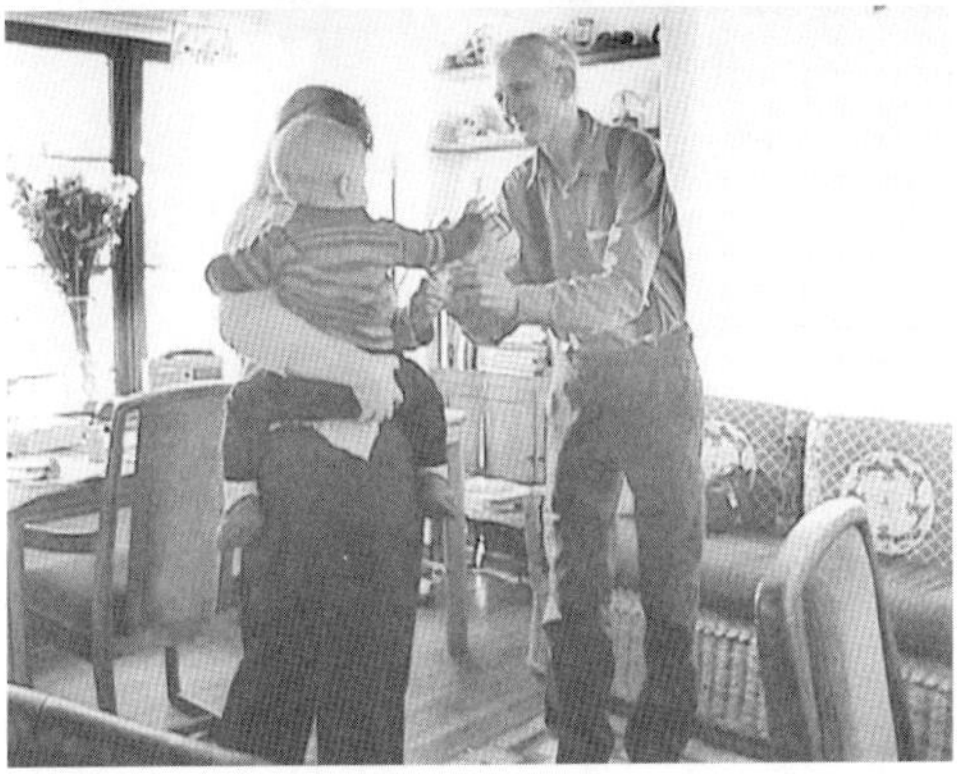
写真 4

私は皿を持ちあげ彼に差し出した。ジャックは手を伸ばし、そのうちの一つに触れてから押し戻した。今度はもっとはっきりしていた。「押すのが好きなんだよね?」と私は聞いた。言葉だけでなくリズムとトーンを使って再度コミュニケーションを図った。「知らない人たちがみんなで突いたり痛くしたりして、君がどれだけ押しのけたかったかよくわかるよ」。彼の押したい衝動と力を引き出したかったので、彼に私の指を差し出した。彼は指に手を伸ばすと押しのけた。「そうだ、その調子」、私は励ましと暖かさ、そして彼を支持する気持ちを込めて応えた。「それを絶対に押しのけたいんだよね?」ジャックはまるで同意するかのように、もう一度泣き声を上げた〔写真7〕。

スーザンはソファに座り、ジャックの靴を脱がせた。母親が胃逆流と肺への流入の可能性について話している間、ジャックは心配そうな様子で私たち二人から顔を背けた。スーザンが、小児外科医が内視鏡を提案していると話したとき、ジャックは瞬時に嫌がった。彼の顔は、心配と不安でギュッとゆがみ、下を向き、「ママ」と叫んだ。ジャックは、私たちの言葉の意味がわかっているかのようで、瞬く間に彼の背中の真ん中が硬直した。おそらく母親の不安を感じとったのだろう。

ジャックが母親のほうを向いたので、私はやさしく彼の背中の真ん中に手を添え、肩甲骨の間の上のほうに指を伸ばしながら、硬直し収縮した筋肉の上に手のひらを置いた〔写真8〕。

ジャックは再度ぐずった後、向き直り私を真っすぐ見つめた。彼がアイコンタクトを続けて

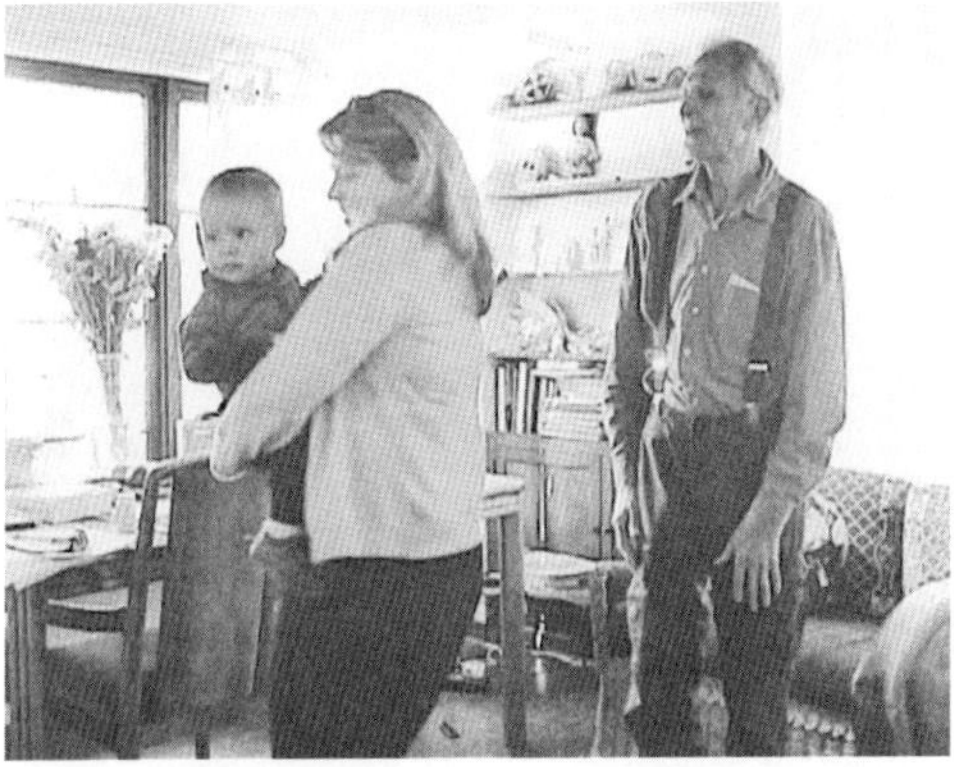
写真 5

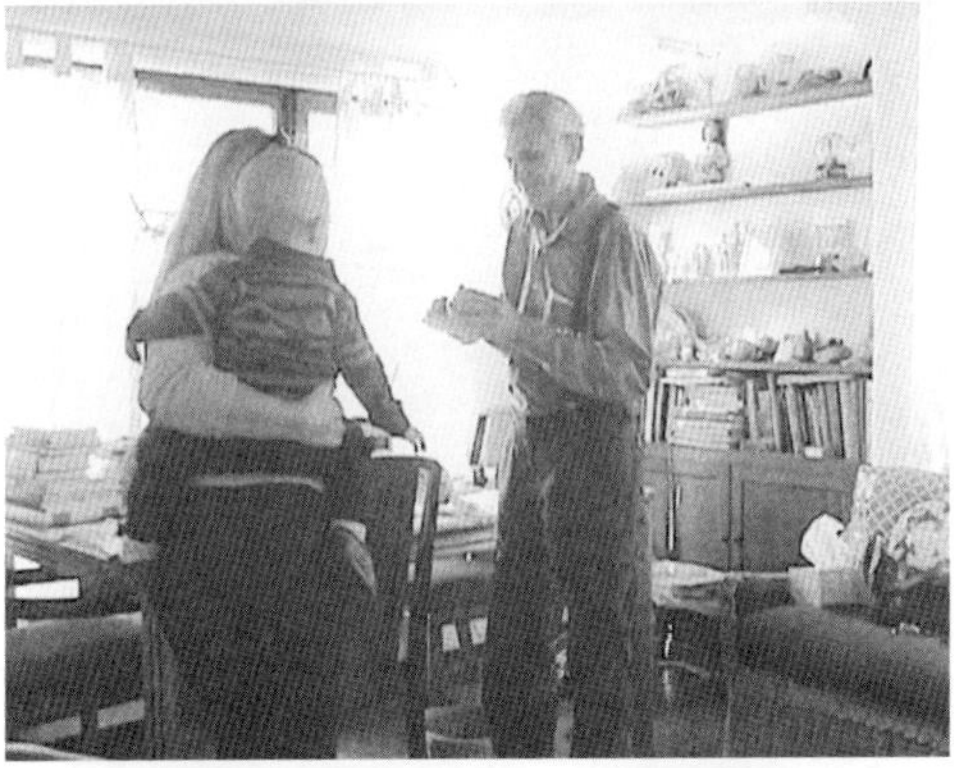
写真 6

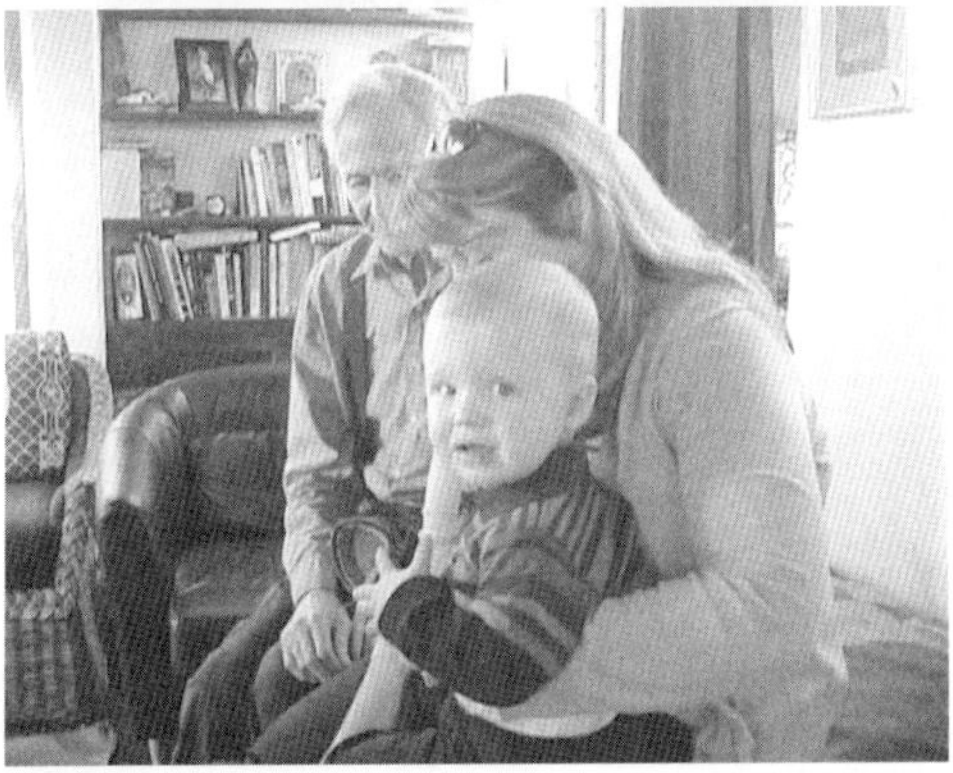
写真 7

いたので、私は身体的な接触に進んでも大丈夫だと判断した。ジャックは、母親が彼の既往歴や治療歴、医学的診断歴を詳しく話している間、私を見つめ続けていた〔写真9〕。

突然、ジャックは母親の太ももを足で非常に強く押し、母親の左肩に向けて身体を伸ばした。これにより、誕生時に彼が前進しようとした動きが未完了になっていることが素早く見て取れた。これらは手続き記憶であり、本能的な動きで、この動きが子宮の奥へとジャックを向かわせ、そうすればするほどへその緒が首に絡みついた。当時彼が蹴ろうとすればするほど、さらなる苦痛が生み出されたのだ。劇的に演出された振付が書かれた脚本に従ってでもいるかのように、ジャックは母親の足をさらに二回強く蹴り、再度母親の肩に向かって進もうとした〔写真10〕。

実際の出産では、進むほどに首が絞まり、頭蓋骨への圧力が増し、いくら蹴っても「無益」だったが、「今・ここ」で、生まれようと自らを押し出す力を**「完了させる」**ことはジャックにとってぜひとも必要なことだった。ジャックは、出生時のトラウマを「今・ここ」の体験によって「再交渉」した。彼の手続き記憶は、「不適応でトラウマ的」なものから、「適応的で力強い」ものへと変容した。「再交渉」では、低〜中度の活性が不可欠である。私が彼の背中から静かに手を放すと、彼は落ち着いた。

母親は彼の押し進む力を受け入れ、ジャックを膝に立たせた。私が穏やかにじっと見つめている間、ジャックは真っすぐにじっと私を見ていた、まるで燃えるような決意を表すかのよう

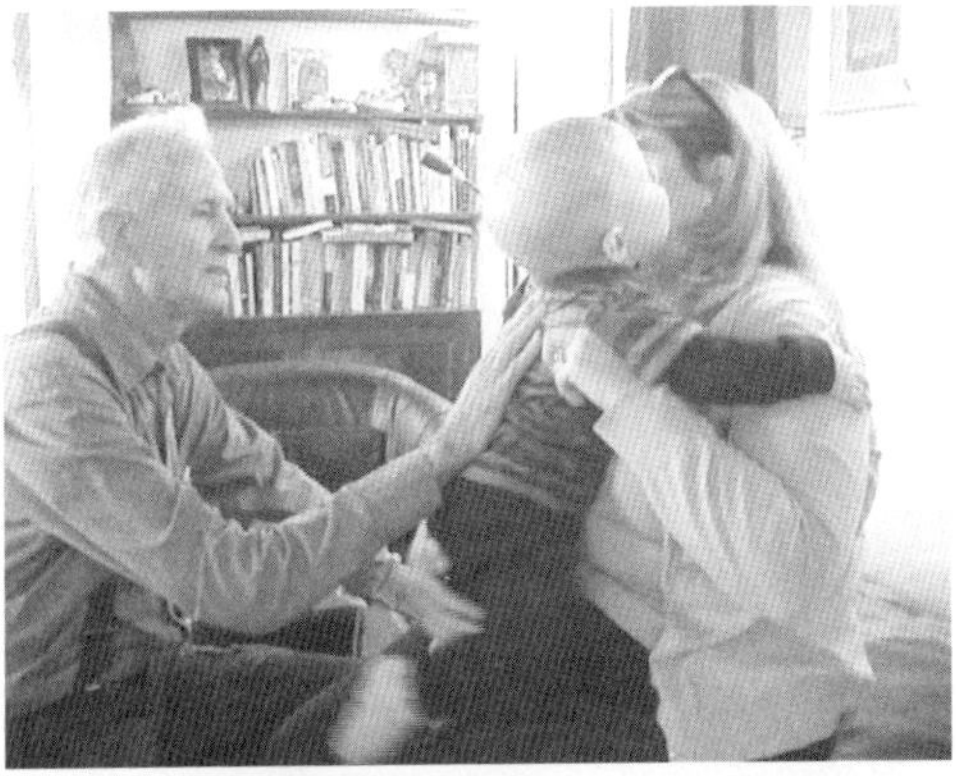

写真 8

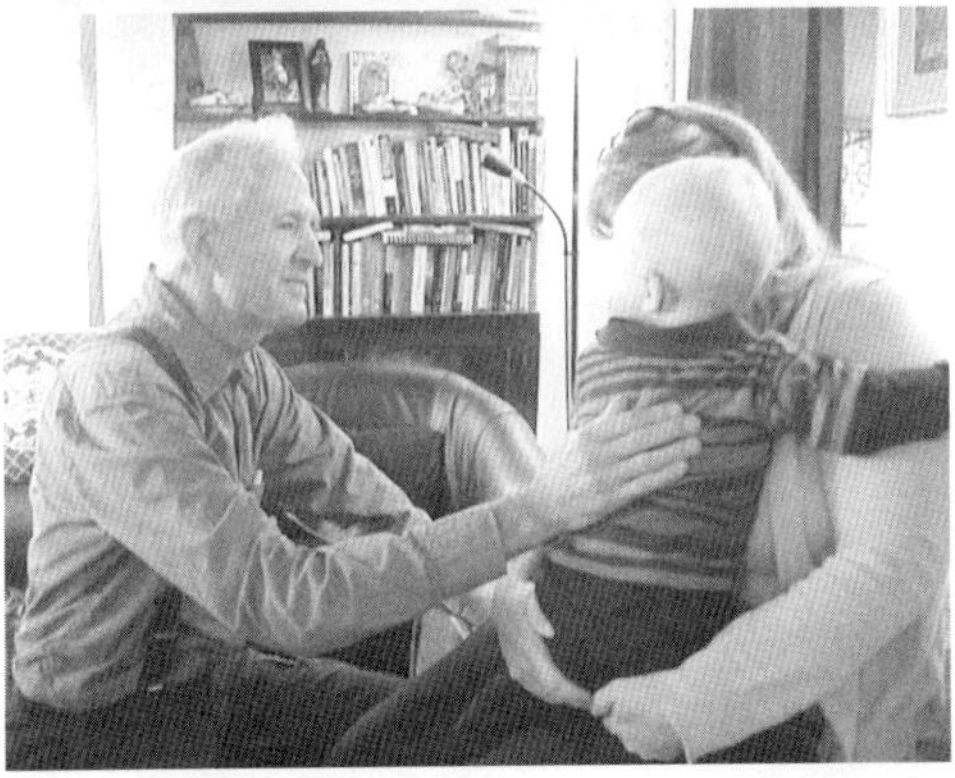

写真 9

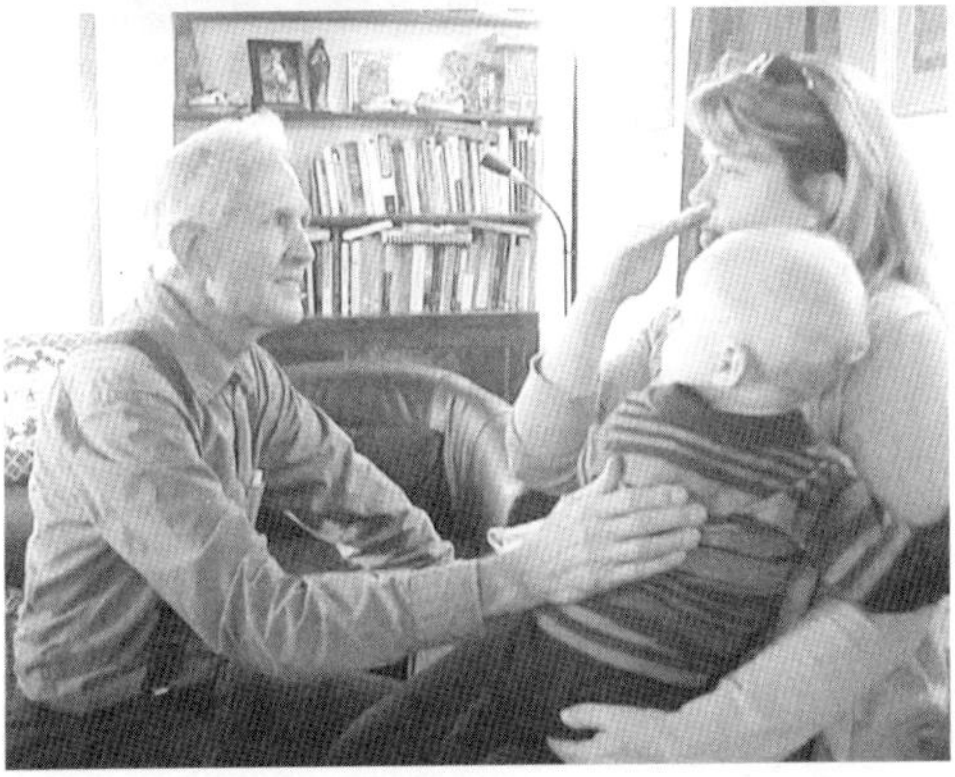

写真 10

だった。彼の背骨は伸び、より真っすぐ立ち、注意力を増しているようだった[*1]〔写真11〕。

私は再度、彼の背中の中央に手をやり、なだめるように話しかけた。「もっと遊びたいんだけど、二、三週間後に検査が予定されているから、もし君の助けになることができるなら、もう少しやりたいことがあるんだ」。ジャックは、再度硬直し、私の手を強く押し戻した。彼は顔をゆがめ、怒りに唸りながらちらりと私を見た。彼は手を引っ込めると同時に、さらなる防御のために押し戻す準備をしていた〔写真12〕。

私は彼の小さな手のひらの真ん中に親指を置き、ちょっと抵抗を与えた。彼は、背中の中心部の力を最大限に利用しながら、腕を伸ばし、私を押しやった。私たちはアイコンタクトを続けた。私は大きく目を見開いて、彼の攻撃的な表情に対して、驚きや励まし、高揚感を伝え、彼の反応を促進した〔写真13〕。

彼が私の手を押しやるごとに、彼の反応は次第に喜びへと変容していった。ジャックが初めて体験した世界は、脅威と悪意に満ちていた。彼に脅威を与えた侵入者に、彼は勝利したのだ。私はそれを照らし返してやった〔写真14〕。

ジャックは自分の手を戻し小さくぐずったが、アイコンタクトは続けており、彼は続けたいと私に示唆した〔写真15〕。

私の親指をさらに強く押すと、泣き声は強くなった。苦痛と混乱、激しい怒りを表しながら、ジャックは激しく泣いた〔写真16〕。

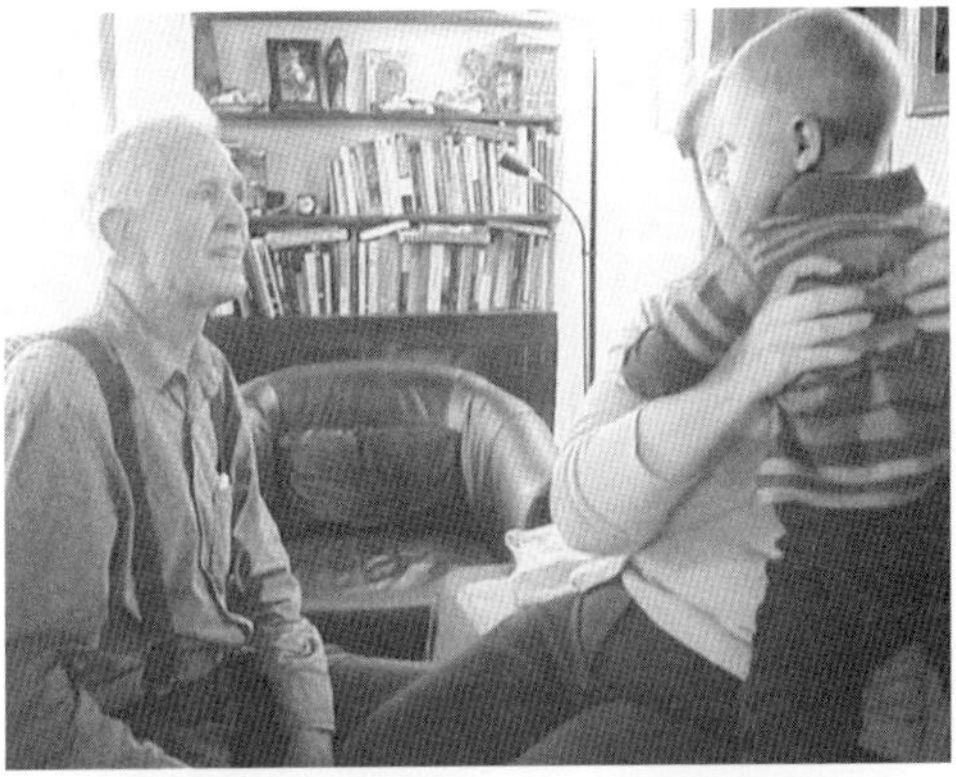
写真 11

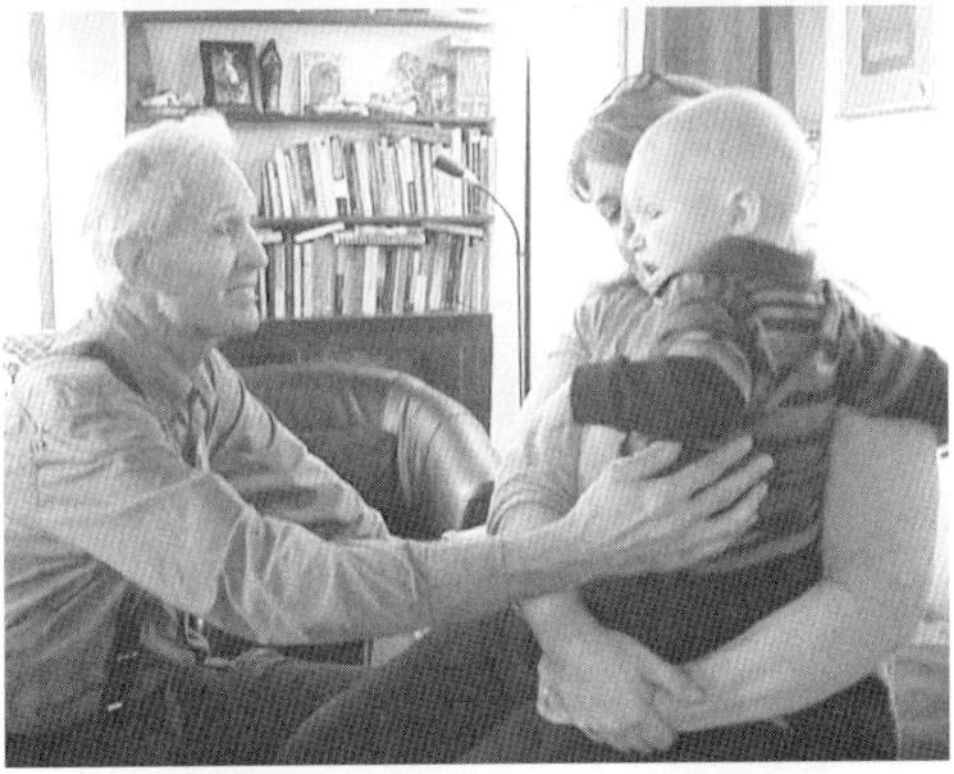
写真 12

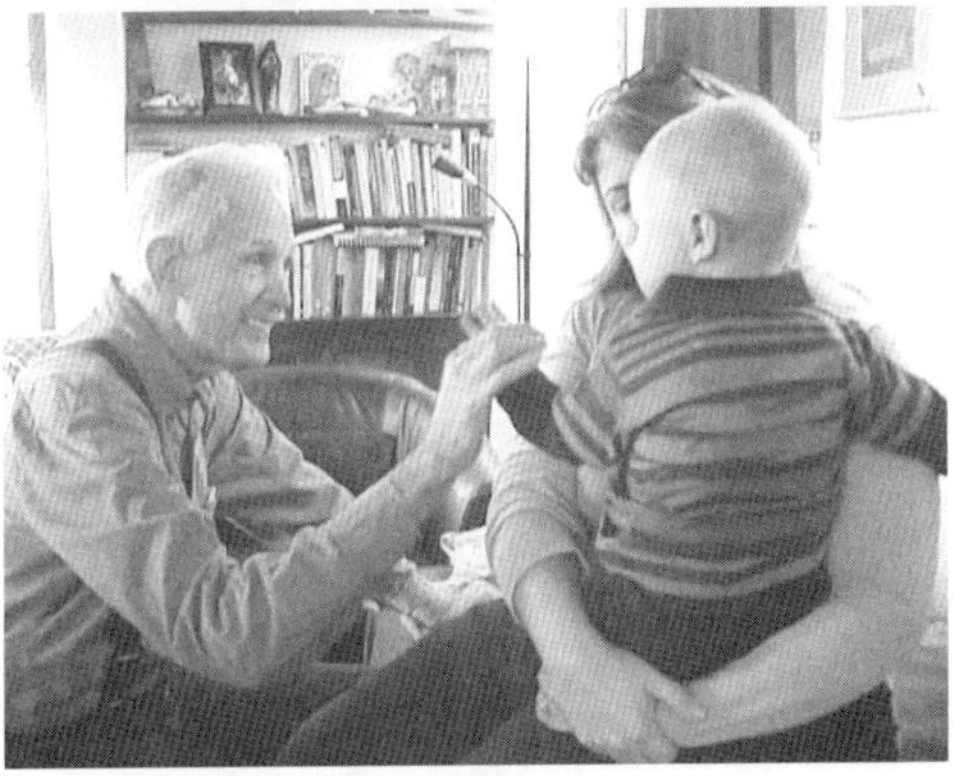
写真 13

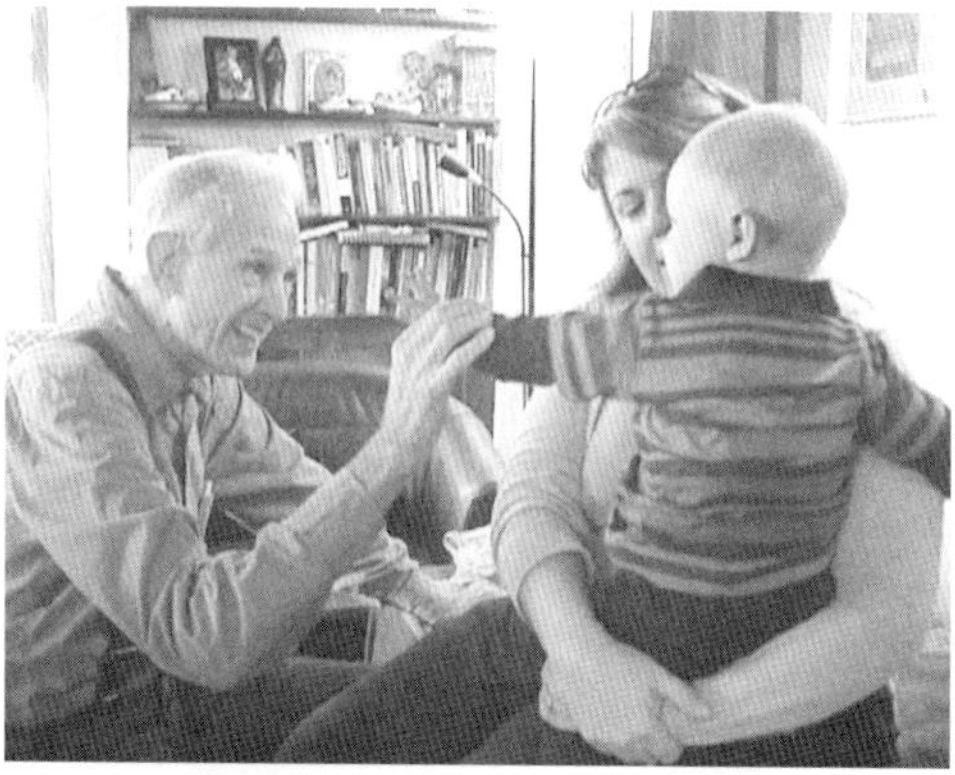

写真 14

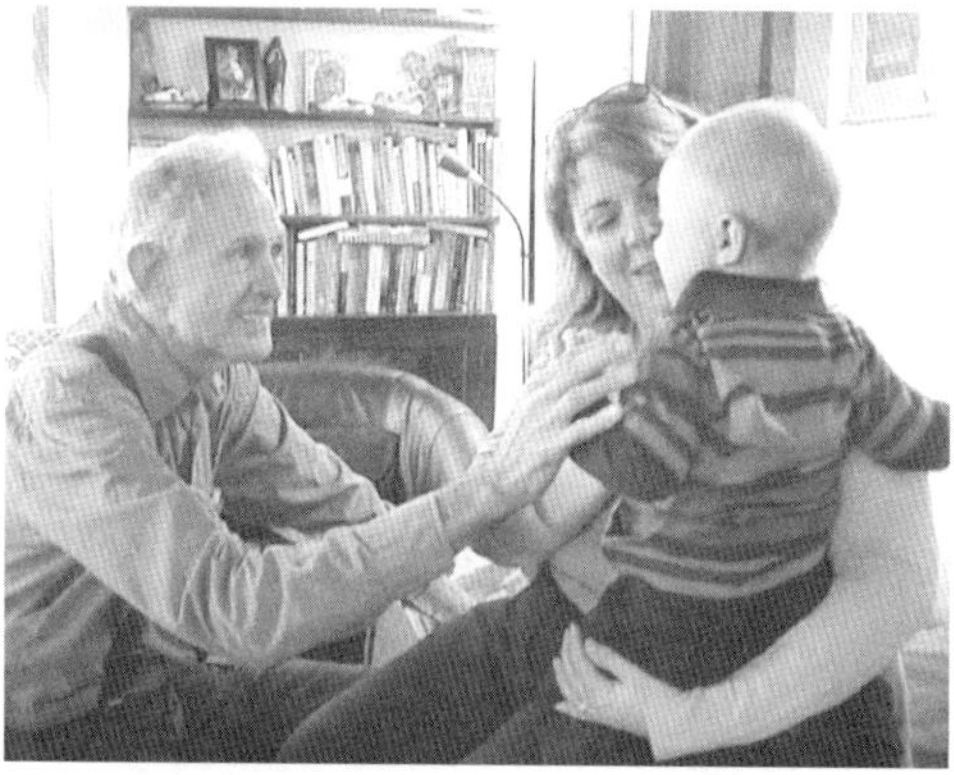

写真 15

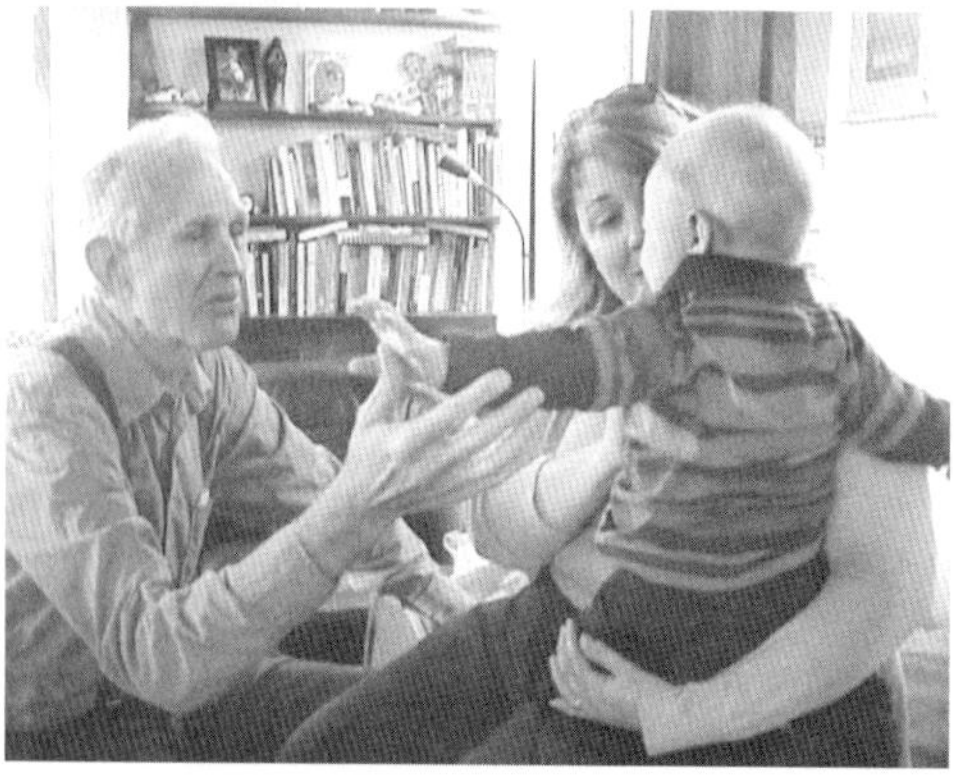

写真 16

私が彼の背中に手を置くと、彼の泣き声はさらに激しく、自発的になった。これによって、深いすすり泣きの声が横隔膜から発せられた。彼が私の手を押しのけたので、私は、もう一度彼に、みんなが彼に触れて突いたこと、どんなにか彼らを押しのけたかったのかを語った*2〔写真17〕。

ジャックは、私の手を押し戻しては、母親のほうを向くという一連の動きを繰り返したのち、初めてアイコンタクトを外した〔写真18〕。

数秒後に、彼は振り返って私とのアイコンタクトを取った。同時に彼の泣き声は激しくなった。私は、彼の泣き声に合わせて「よし……よし」と、彼の苦しみをなだめるように、リズミカルな声で応えた〔写真19〕。

ジャックは初めて深く自発的に呼吸をし、母親に胸を向けて抱かれ、肩越しにアイコンタクトを再開した〔写真20〕。

私は、ジャックが息を背中の胸郭あたりへ吸い込むように促すことの重要性をスーザンに説明した。彼女の手を取り彼の背中に持っていき、その部分を支えながら、彼がその部分へ意識を集中させるように教えた。彼が、その部分を硬直させ収縮させるパターンが、胃逆流症状の大きな原因となっている可能性があると私は考えた。そして実際にそうだった！　ジャックは泣き続けていたが、比較的リラックスしているようだった。私たちは、ここで休憩することにした。スーザンはいろいろな考えや思いで頭がいっぱいのようだった〔写真21〕。

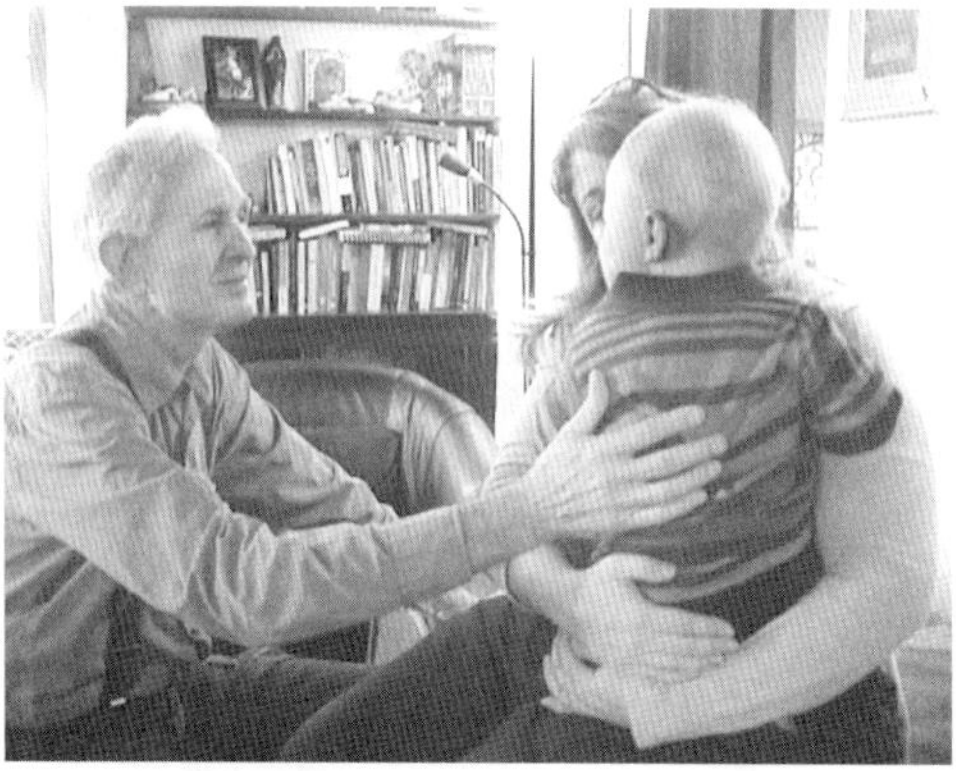
写真 17

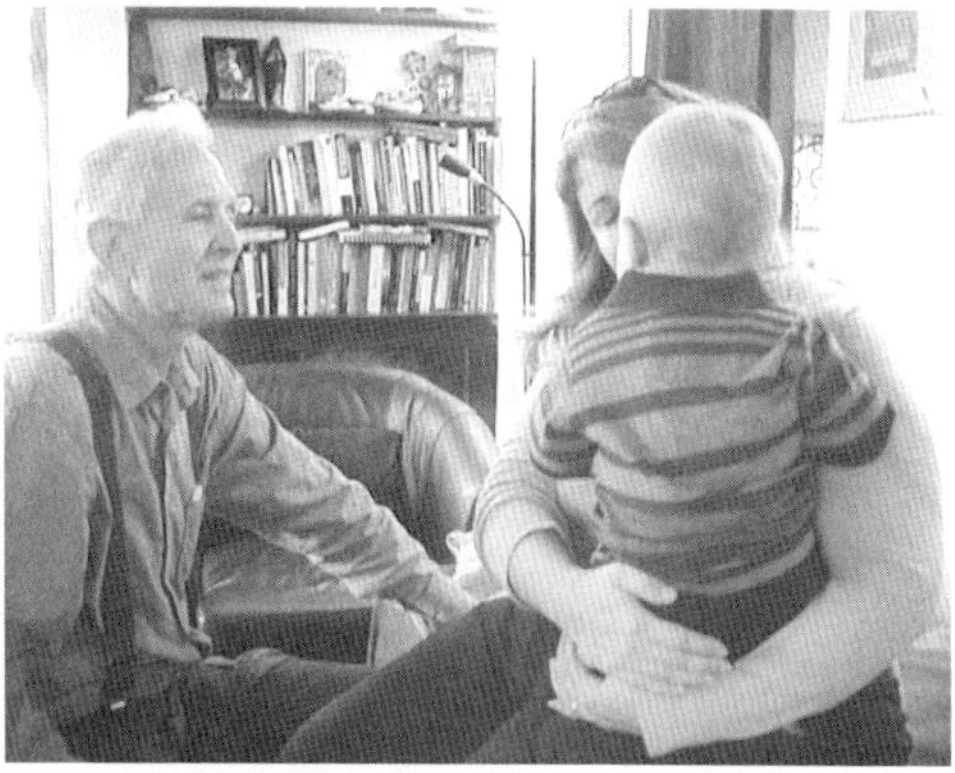
写真 18

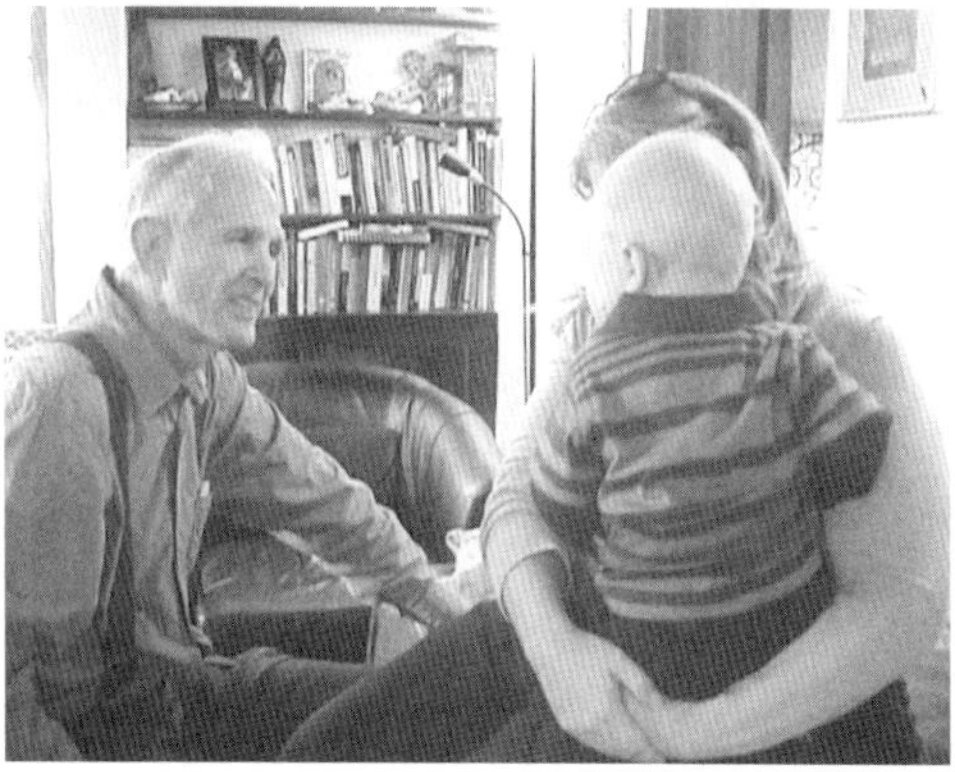
写真 19

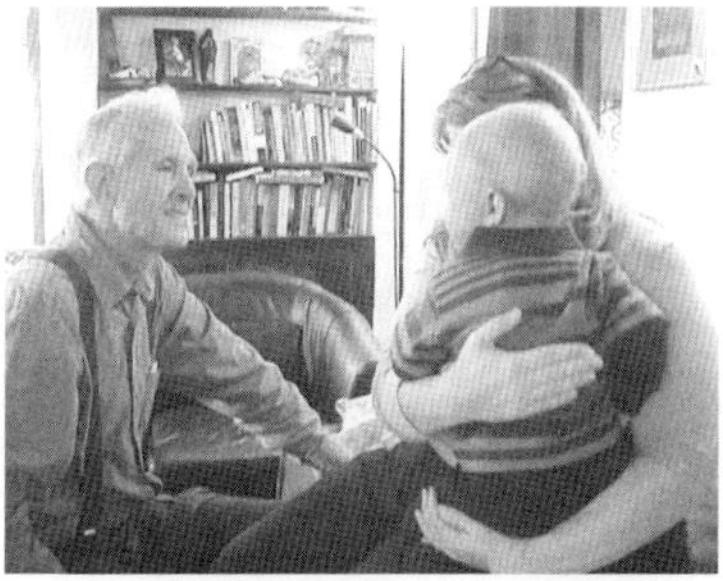
写真 20

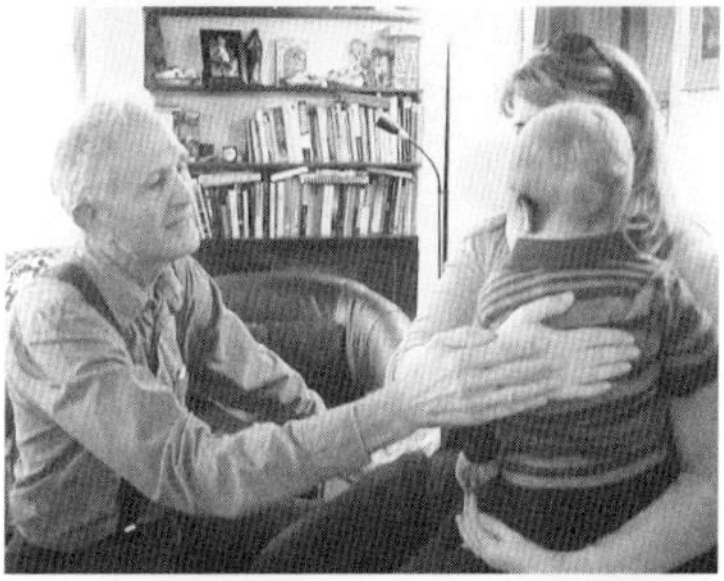
写真 21

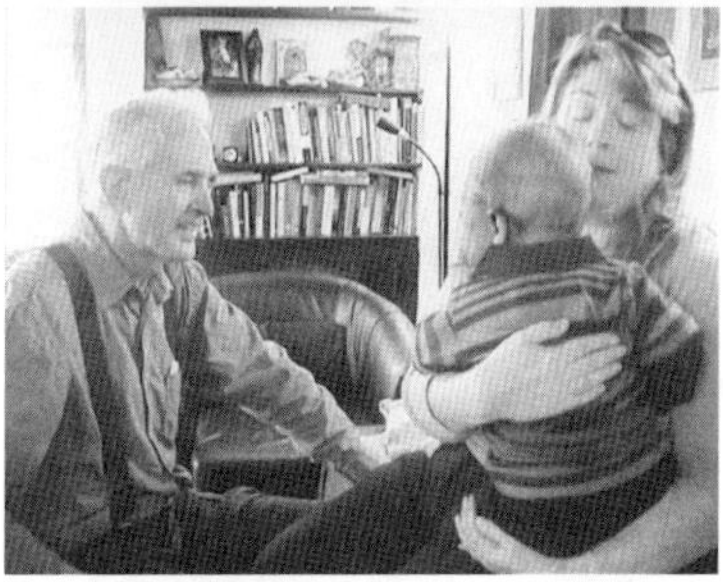
写真 22

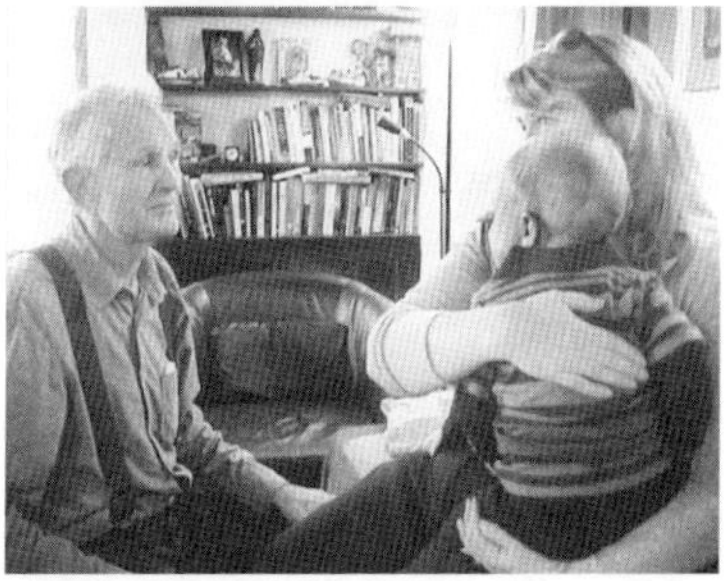
写真 23

スーザンは深く息をしてから、驚いたように息子を見た。「ジャックは絶対に泣きません」彼女は言った。「泣いたとしても、ちょっとぐずる程度で、こんなに激しく泣いたことはありません」。私は、これは深い情緒的な解放による泣き声だと説明し、彼女を安心させた〔写真22〕。

「本当に、私は覚えていないんです。最後にジャックの頬に涙が流れるのを見たのを」。彼女は感謝の驚きを持って付け加えた〔写真23〕。

ジャックは、心地よい場所から手を伸ばし、自分の領域から積極的に私の指を押しのけた〔写真24・25・26〕。ジャックにとって、見知らぬ人たちからチューブや針を刺されたことが、どれだけ辛かったか、そして自分を力のないちっぽけな存在だと感じたに違いないということを、私はスーザンに言葉を尽くして語った。ジャックがスーザンの膝や胸に深く身を沈めたので、彼女は位置を変えた。

ジャックは、母親にピッタリくっつきたいという衝動にかられ、母親の膝に身をうずめた。彼女によればこんなことは今までまったく見られなかったという。乳幼児は、母親の肩や胸、顔にぴったりと身を寄せることがある。これは基本的な絆の構成要素である。乳幼児に、自分は安全で、愛され、守られていると知らせる親密なダンスのようなものである。これはまた、密接で落ち着いた子宮内での胎児の体位の再現でもあるはずだ。体内と同じ、安全で幸せだという身体感覚が感じられるに違いない〔写真27〕。

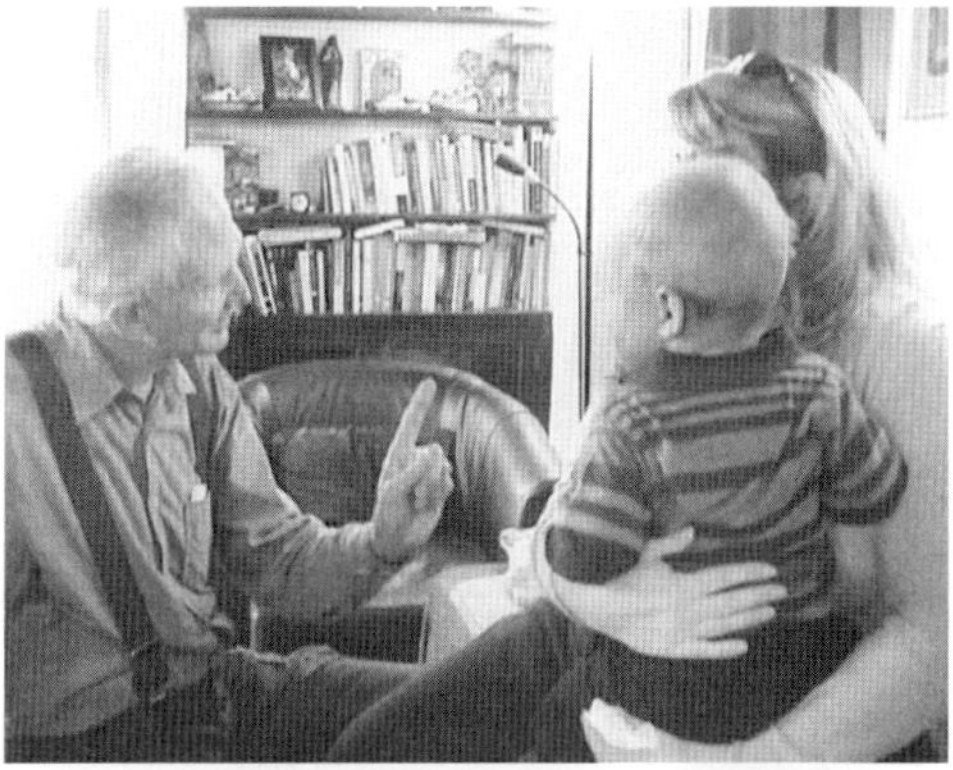
写真 24

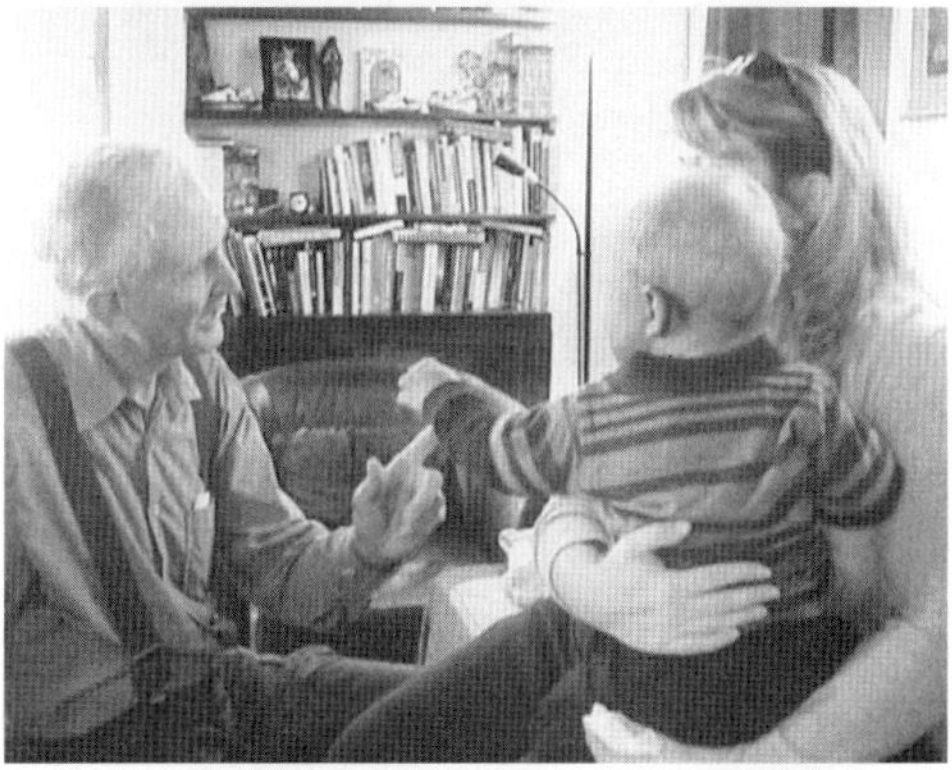
写真 25

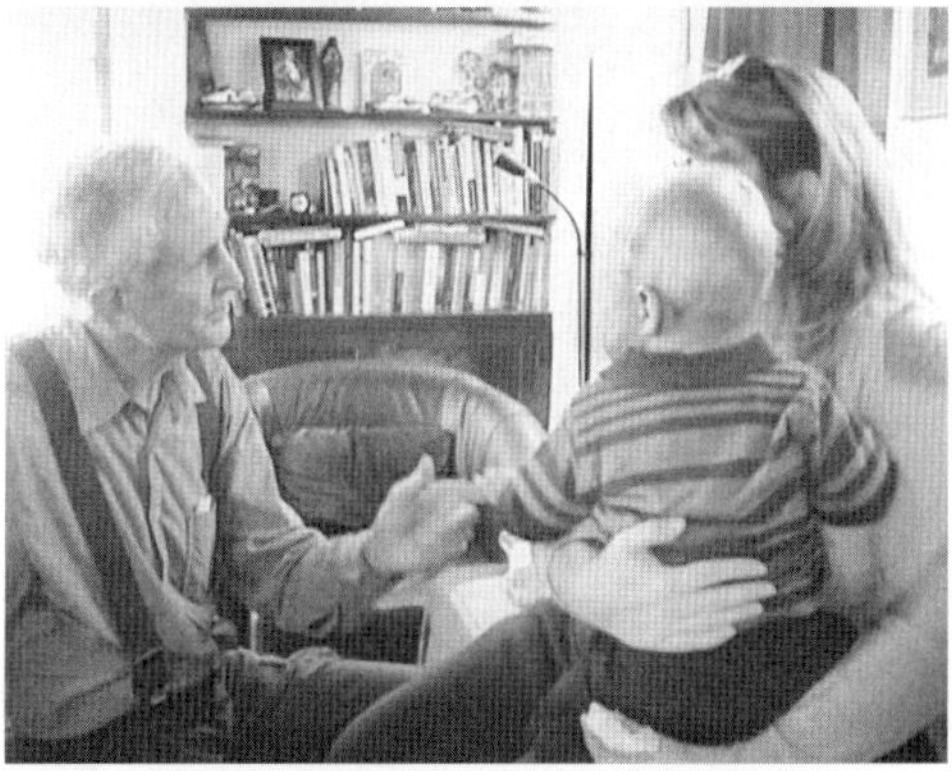
写真 26

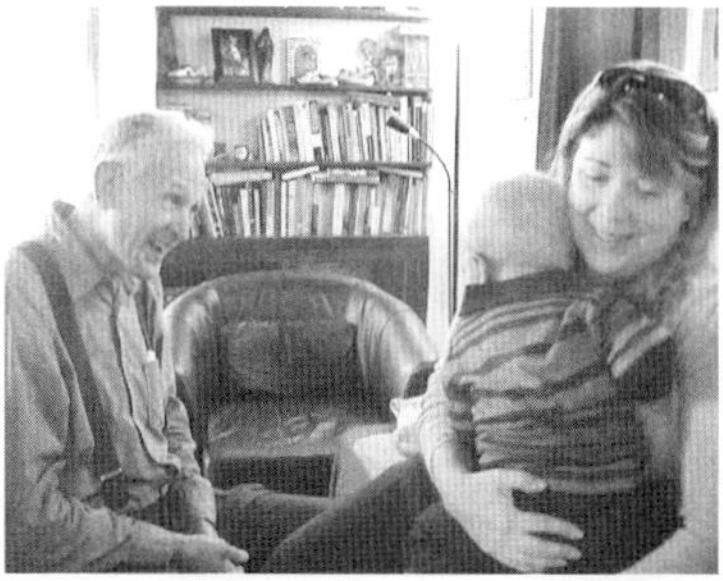
写真 27

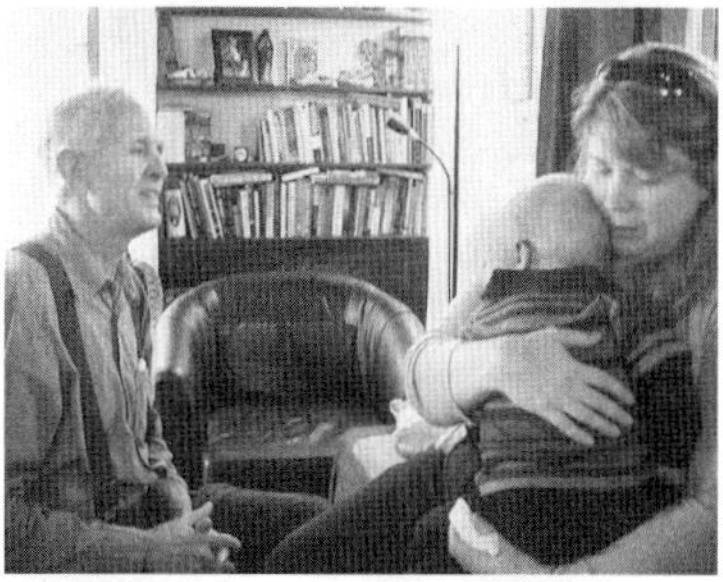
写真 28

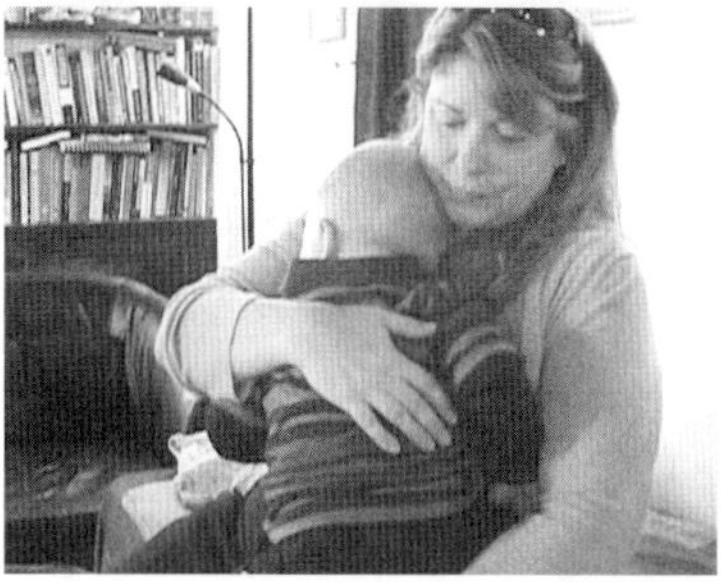
写真 29

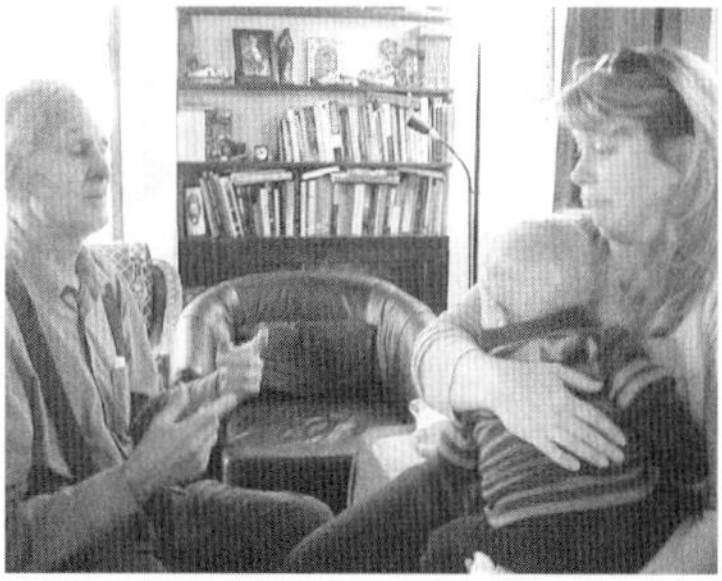
写真 30

「どうしたらいいのかしら?」鼻をこすりつけ、すり寄っているジャックを顎で指しながらスーザンは言った。二人がこの繊細なふれあいを十分に味わえるように、私たちはどちらからともなく沈黙した。

「うわっ」と、スーザンが沈黙を破った。「ジャックがとても熱いわ」。熱は、彼が泣いたことと情緒的な解放に伴う自律神経系の放出のためであると、私は説明した〔写真28〕。

スーザンは、ジャックをやさしくゆっくりとゆすり、しっかりと胸の接触を続けたので、ジャックは落ち着いていった〔写真29・30〕。彼は、楽で深い呼吸をし、自発的に深く息を吐いた。二人とも恍惚としていて、深いストレスを放出しているようだった。スーザンは、ようやく警戒を緩め始めていた。この新しいつながりは「本物だ」と信じ始めたようだった。

スーザンは、ぴったりと自分の胸と肩にくっついている息子を見下ろした。彼女は顔と頭を彼につけるように前かがみになった。二人は、「互いの絆を再交渉」していた。スーザンは、つながりを保ったまま、やさしく息子を揺らし続けた。彼は、穏やかに震えることで自分自身の調整を続けてから、音を立てて深く数回自発的な呼吸をした。スーザンはふれあいと絆の感覚に恍惚として頭をそらせた〔写真31〕。

ジャックは心地よい「巣穴」から私のことを覗き見て、アイコンタクトを取った。私は一日目のセッションはもう十分だと感じ、終わりに向けて準備した。スーザンは終了に同意したが、彼女自身の驚きと湧いてきた希望について、再度語りたがった。

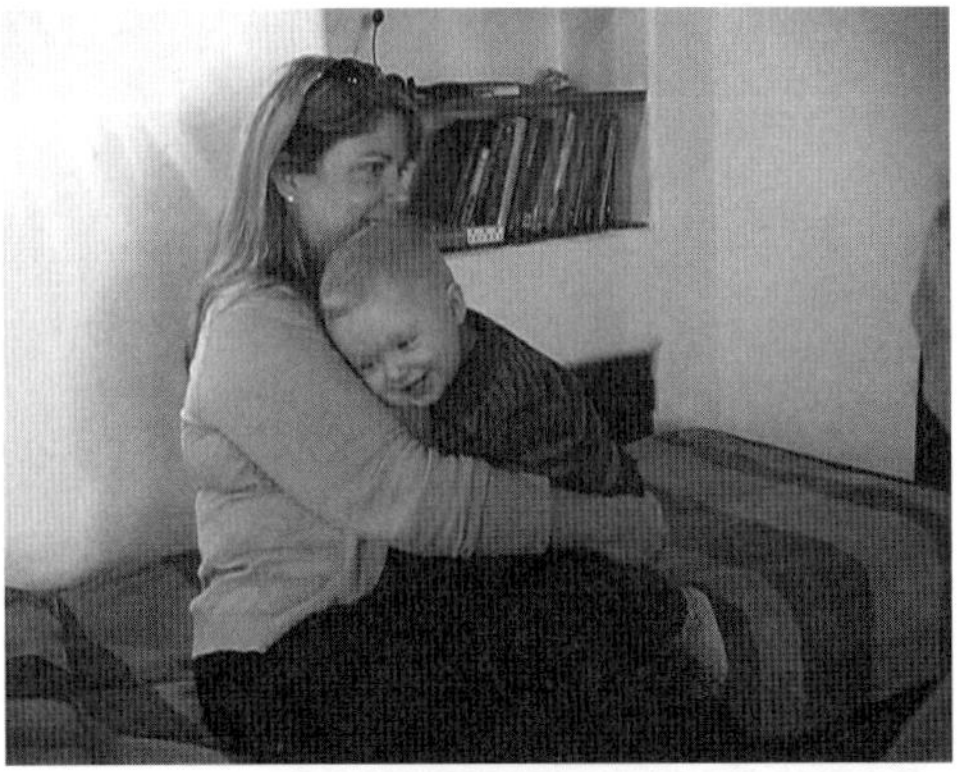
写真 31

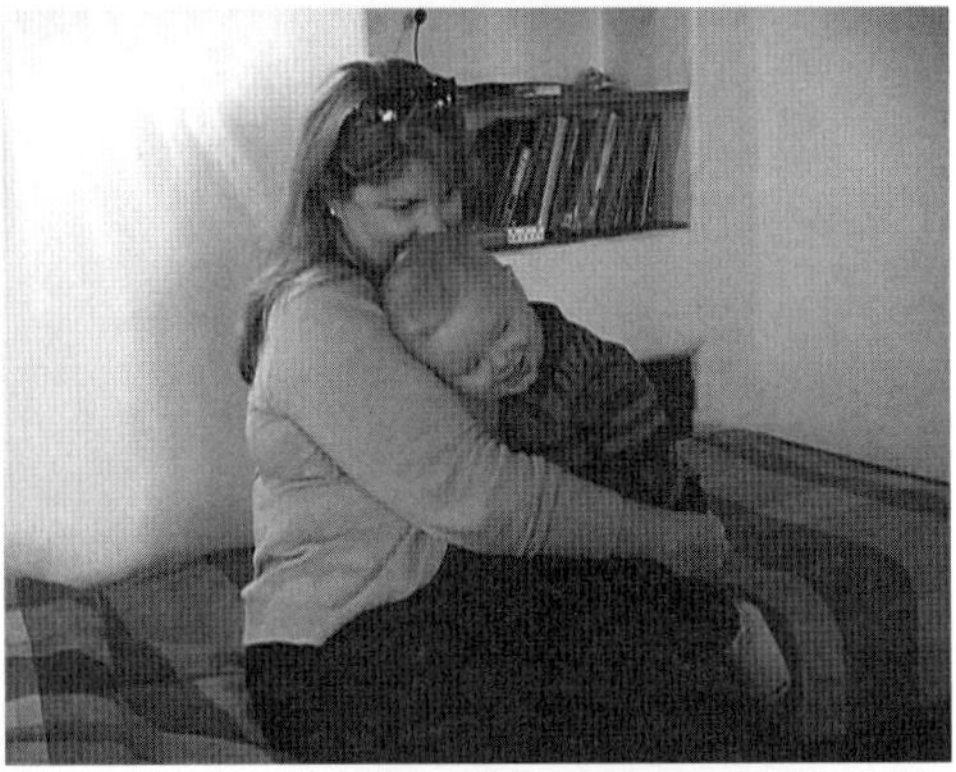
写真 32

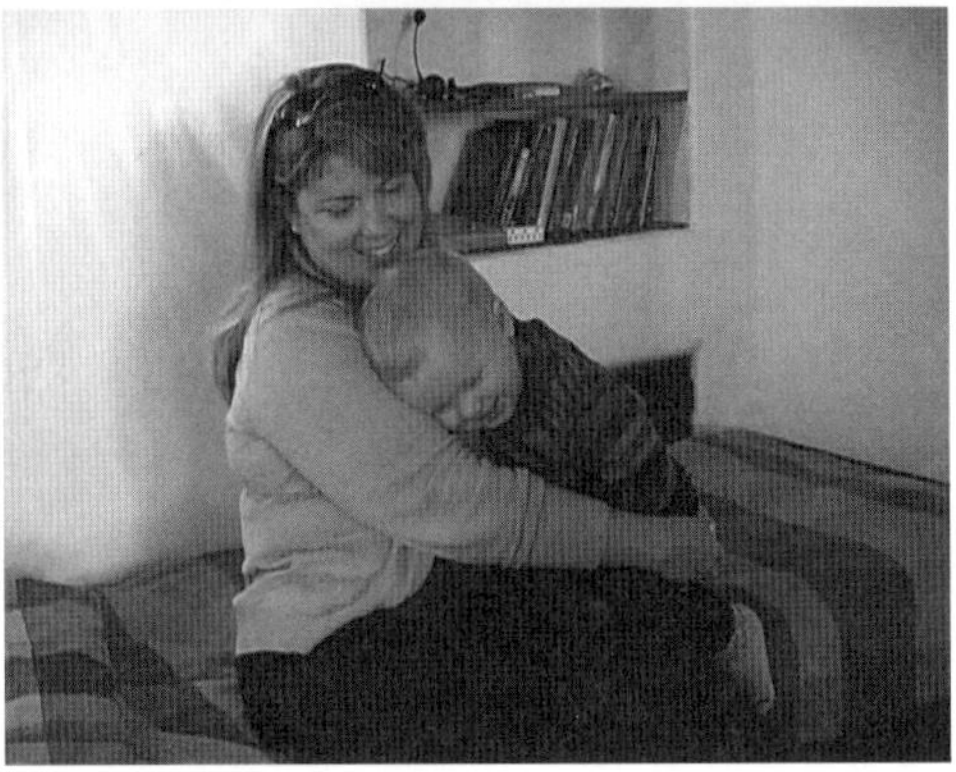
写真 33

当惑し驚いた表情で彼女は言った。「こんなふうにじっとしているジャックを見たことがありません」。そして彼女はジャックに話しかけた。「眠いの？　いい子ね、本当にいい子ね」まるで初めてわが子に触れたかのようだった。

次の一週間の間に、ジャックの行動、エネルギーレベル、睡眠パターン、胃逆流の症状などに何か新しいことがあったらメモしておくように、私はスーザンに依頼した。ジャックは安全な場所からそっと覗き、一瞬にっこりと私にほほ笑んだ。私もほほ笑みとやさしい言葉で応えた。さらにジャックは、リラックスした顔で、一瞬にっこりとした。

セッションを終える前に、ジャックと私は少しの間、「かくれんぼ」をして遊び、温かい交流を持った。しかし、彼はひとときも母親の膝のゆりかごを離れようとはしなかった。彼女は彼の頭に鼻を近づけるとじっと考えこんだ〔写真32〕。「まるで違うわ。普通はちょっと私に抱きついて、すぐ離れるんです」。スーザンは、まるで生まれたばかりの赤ん坊にするように匂いを嗅ぎ、胸に引き寄せ、音を立てて息を吐き、突然大きな笑みを浮かべた。「本当に変だわ」。彼女は小さくつぶやいた。「ジャックはやさしいんですが、じっとしていない……。私と一緒にいない……。つねに新しいものに向かって行ってしまうんです……」。

彼らは寄り添い続け、互いにほほ笑みあった。彼らが最高の喜びに浸っていることは、疑いの余地がなく、目に見えて明らかだった。スーザンの赤ん坊が、やっと家に戻ってきたのだ。彼らは、「再会」をともに喜びあった〔写真33〕。

一週間後の次のセッションでは、スーザンからたくさんの報告があった。彼女は、喜びのあまり興奮気味で、ジャックもまた、心地よさそうで好奇心を感じているのが伝わって来た。二人はソファに一緒に座り、ジャックは母親の胸に頭を預けていた。私は椅子に前かがみになって彼女の報告を熱心に聞いた。彼女は最初のセッションの夜に起こった出来事を詳しく話し始めた。

「彼は夜中に目を覚まして『ママ』と叫んだんです」と言った。スーザンはいつものように彼を抱き上げに行った。ジャックは静かに彼女の膝に座り、深く頭を彼女の胸にうずめた。「彼を抱き上げたとき、彼はこうしたんです」彼女は、自分の顎で心地よく寄り添う彼を指しながら付け加えた。

私は嬉しい報告に、笑みを浮かべて答えた。「ジャックはまるで失われた時間を取り戻そうとしているみたいだね」と私は言った。

彼女は話を再開した。「ええ……そして彼は『リンゴ、リンゴ』と言ったんです。何か食べたいのかなと思いましたが、そんなときは、身体をくねらせて私の腕を振りほどいて、台所へ行こうとするんです。それで、ジャックが言っている『リンゴ』は、テーブルの上にあったザクロのことだとわかったんです」。前回のセッションの後、その週の後半に小児科医の診察があり、ジャックの機嫌が悪くなったと彼女は説明した。帰宅途中車のチャイルドシートに座ったジャックは、スーザンに対して「ピタ、ピタ、リンゴ、ピタ」と叫び続けていた。

「ジャックはお腹がすいているのだと思いました」。スーザンは続けた。「それで、彼にピザが欲しいのかと聞いたのです。そうしたら『ううん。ピタ、ピタ、リンゴ』と言いました。ジャックがあなたのことを、つまり『ピーター』と言おうとしているのだと気がついたんです。ちょっと驚きじゃないですか？　ジャックは自分が変わったことを理解していて、それについて話したがっていたんです」。彼女は私を見つめて同意を求めた。[*3]

私は喜びと感謝を共有しつつほほ笑んでから、彼の状態について尋ねた。「彼はとてもおしゃべりになり、関わりたがるようになりました。たくさんのことを見せたがり、感想を求めます。以前よりずっと、私たちと一緒に遊びたがります」。スーザンはかがんでジャックの頭にキスし、ジャックはスーザンの膝の上で丸くなった。

「でもそれ以上に、変わったことがあるのです」彼女は言った。「うまく言えませんが、ジャックがこうして抱っこされているんです。完全に変わったんです。以前とはまったく違います。今までの彼ではありません。これは……、新しい『ジャック』です」。

「なるほど。新しい『私たち』、かもしれないね」と私は応えた。

スーザンは恥ずかしそうに頭を傾げてとても穏やかに言った。「本当に素晴らしいことです」。

ジャックと私は、セッションの残りの時間のほとんどを遊んで過ごした。出産トラウマと、それに伴って阻害されていた絆の問題はほぼ解消されていた。ジャックの社会的交流システムが稼働し始め、彼が交流の喜びとつながっていることが見て取れた。以前にも述べた通り、愛着の欠如は、母親側がきちんと子供と関わり気持ちを汲まないのが原因だと言われることが多い。しかし、この例でわかるように、母子の自然なリズムと、互いに求めあい、結ばれようとする力を妨げていたのは、彼らに共通のトラウマだったのである。

最初のセッションで、親子がぴったりと身を寄せ合ったことは、絆に不可欠な構成要素である。心理学的にいうと、母と子の間の「呼びかけと応答」である。ジャックとスーザンの絆は、出産時の危機的状況と、それに続く新生児の救命措置によって、ほぼ壊滅的に阻害されていた。そしてジャックが自己防衛し、境界を築くことができたときに、「再交渉」が行われたのだ。ジャックは、出生時にはいくら試みても圧倒され未解決のままだった、「母体を出ようとして進む動き」を完了することができた。

われわれは、言語習得前の出来事については、極めて限られた記憶しかないとされているが、妊娠六カ月から、出生までのごく早期の「目に見えない」手続き記憶は厳然と存在している。[28] こうした痕跡が、後々の反応、行動、感情や情緒の状態に強力な影響を及ぼす可能性がある。これらの出産前後の記憶痕跡は、どこでどのようなことを観察すればいいのか習得していないと、判別不可能である。出産前後、および出産時の深刻な刻印は、その後に刻印された別の記憶痕跡によって見えにくくなっている。それを識別するためには、次のたとえ話が役に立つだろう。

砂浜に座って、海を眺めているところを思い浮かべてもらいたい。目に入るのは波と白い泡だ。しかし、いざ飛び込んで泳ぎ始めると、潮の流れが非常に強く、押し流されていることに気づく。潮流は、目に見える波よりもはるかに大きな力を持っている可能性があるのだ。目にはほとんど見えない潮の動きのほうが、何倍も大きな力を持つ。しかし、何時間も座って水位を観察しなければ、実際にそのような力が働いていることはわからない。ところが、この潮の力は、実は電力に換算すれば街中を照らし出すことができるほどのエネルギーなのだ。

より新しい記憶痕跡の下に隠れている強力な出産前後と出産時の記憶痕跡を探すには、われわれ臨床家は、忍耐強く、リラックスしながらも適度に注意を払いながら、波や潮流、そして潮の満ち引きを観察する必要がある。ヨギ・ベラ〔箴言で知られた野球選手〕が言うように「ただ見るだけで多くのことが観察できる」のだ。私がジャックの背中に手を添えてやったときに、彼は母親の膝の上で、全身で伸び上がろうとした。これが原初的で周期的な潮流のような力なのである。これは、阻害されていた出産時の動きを完了しようとする、ジャックの内なる力の存在の証だった。彼は、進もうとすればするほど、母親の子宮底に入り込み、さらに狭いところに挟まっていってしまった。出産トラウマの「再交渉」が成功したことで、長期的に見てどのような良い結果があったのかが二年後のフォローアップで明らかになった。

ジャックのフォローアップ

私は、少し遅い四歳の誕生日を祝いたいと言って、少しの間立ち寄ってくれるよう、ジャックとスーザンを招待した。私たちはとても精妙な時間を共有していた関係だったし、正直にいえば、私の好奇心からも、二人に会えるのを楽しみにしていた。ジャックの手続き記憶がどんなふうに展開しているのか興味があった。

従来の神経学的な発達理論で行くと、私がジャックのセッションをした生後一四カ月では、エピソード記憶も意識的な記憶もまだ形成できない月齢である。さらには、自伝的記憶や陳述記憶らしきものも、この月齢では出現していないはずである。ジャックとスーザンがドアから入って来たとき、私は彼らに再び自己紹介した。スーザンはジャックに、私のことを憶えているかと聞いた。ジャックは、はっきり大きな声で「知らない！」と言った。しかし、スーザンはクスクス笑った。「ドアに近づくと、ジャックは私に『ママ、あの人は僕の背中に手を置くの？』って聞いたんですよ」と言った。ジャックは明らかに生後一歳二カ月の頃の、身体に基づいた手続き記憶にアクセスし、エピソードとして表現していた。

最初のセッションを思い出してみよう。ジャックが境界線を設け、無力感に陥ることを避けたいという衝動に目覚め、実行することができたことを思い出してみよう。彼は蹴り進みながら産道を通り、今回は挟まることなく、新たな出生体験を完了したのである。泣き、発熱と自発呼吸を伴う自律神経系の放出が起こり、これによって母子の生来備わった生物学的な力が発動した。ジャックは母親の身体にぴったり寄り添い、二人の深い絆が形成された。一連の体験は、「リンゴ」（実際はザクロ）のイメージのなかに包含された。このイメージが、私たち三人の絆を強化したようだ。後に彼は、医師の診察で恐ろしい思いをした後、ザクロのイメージと、私の名前「ピタ」を思い出し、自身の自己調整に役立てることができた。

今、私のドアのところで、四歳半のジャックの手続き記憶は、情動記憶へと変容した。そしてこのような感情をもっと味わいたいとの熱望へと変化した。手続き記憶から、情動記憶へ、さらにエピソード記憶へと、彼の記憶痕跡が変容したことは明らかだ。ジャックは、「あの人は僕の背中に手を置くの？」と言ったのだ。

スーザンは、ジャックがとても運動が得意で未就園児のクラスでもとびぬけて賢いのだと話した。それは驚くにあたらない。ジャックはセッションルームに置かれたたくさんの物に、ずっと興味を示し続けていた。スーザンは、ジャックが悲しかったり、疲れたり、怖かったりする以外では母親の膝で丸くなることが滅多になくなったとも言った。その年頃の子供としては完璧な状態だ。

「ジャック、どんなスポーツが好きかな？」と私は尋ねた。

「野球」彼はほほ笑んで答えた。

「じゃあ、どのポジションでプレイするの？」

て取れた。

「うん、ピッチャーとセカンドをやるのが好き、キャッチャーもね」と得意げにほほ笑んだ。これらの異なるポジションをしっかりと記憶している自分の能力に自信を持っているのが見て取れた。

スーザンは、ジャックはいつも仲間たちと遊び、とても自主的になっていると言ったが、「まだ抱きしめられるのが好きだし、ときどき抱っこされるのも好きです」と付け加えた。まさに絶妙のタイミングで、ジャックは母親の膝の上によじ登り、ちょうど三年前にしたように頭と肩を彼女の胸に密着させた。そして、まさに三年前に彼女がしたように、口元と目に大きなほほ笑みを浮かべた。それはまるで、私たちの再会を祝い、二人が時を遡ったかのように見えた。彼女は不思議がって言った。「こんなことはとっても珍しいんです。ジャックはとても社交的なので、いつも動きまわったりしていて、友だちといるのが好きなんです」。

では、ここから何がわかるだろうか？　ジャックは宣言的記憶として、「意識的」には私のことを憶えてはいない。では、彼の質問はどこから来たのだろうか？　彼の記憶のどの部分が、「あの人は僕の背中に手を置くの？」と母親に質問させたのか？　実際、ジャックは、私の家の敷居に近づくまでは隠されていた、原初的な手続き記憶の感覚に、意識的な脳と理性を使ってアクセスしたのだ。

四歳半のジャックの身体は、三年前の潜在的な記憶を再現し始めた。今回は自分の身体で体験したことを言葉にすることができ、私がもう一度彼の背中に手を置くかどうか質問した。そ

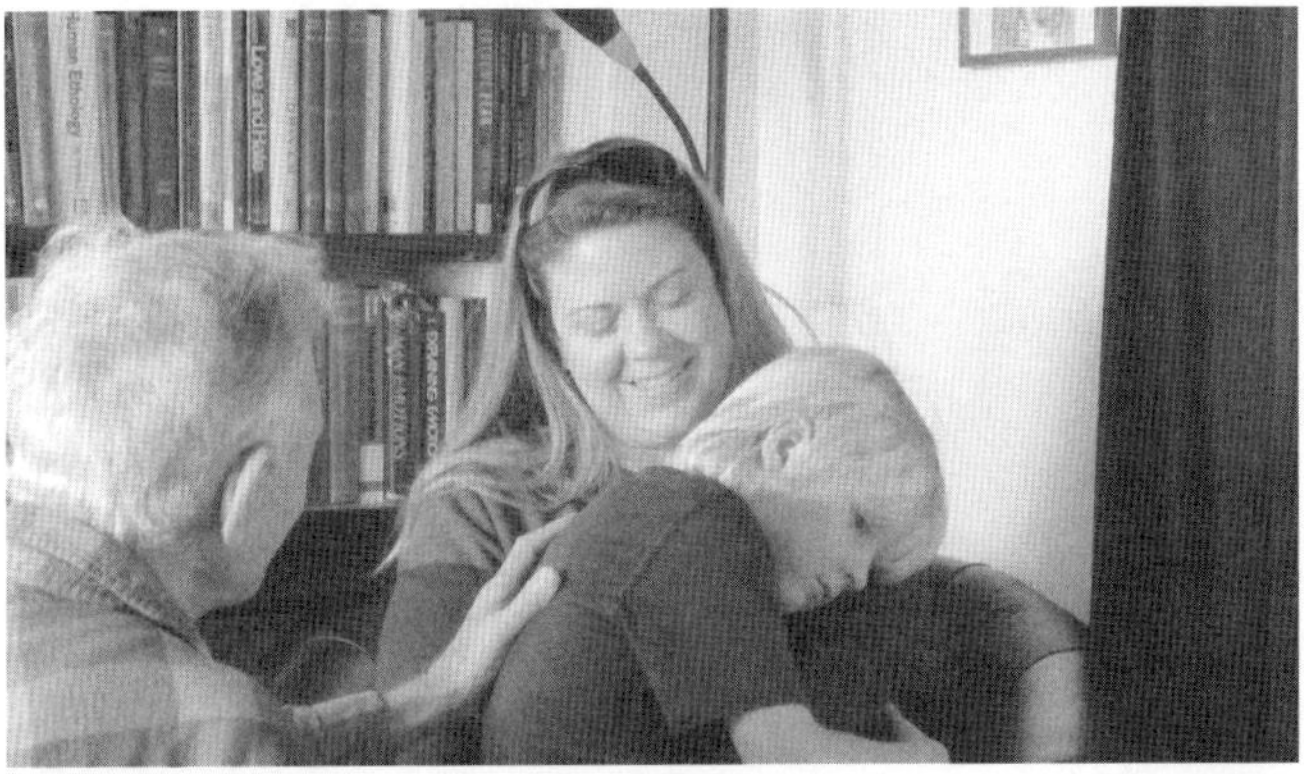

写真 34

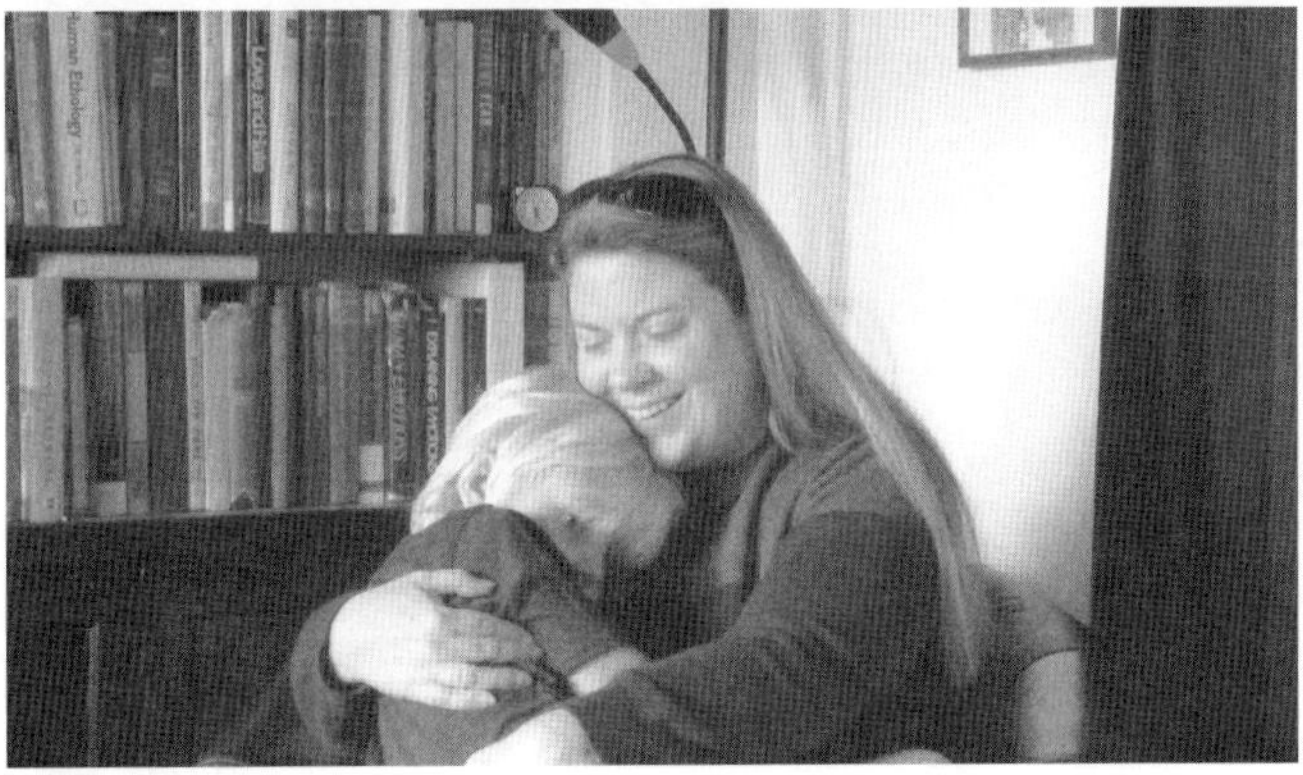

写真 35

して、安心して母親の腕のなかに落ち着く動作をとることで、手続き記憶を再現し、私に合図した。ジャックは母親の膝の上で丸くなり、私に背を向けた。私は、彼の招きを受けて、今となってはスポーツ万能でたくましくなった彼の背骨に手を置き、やさしくマッサージした。彼は母親の胸のなかに、まろやかに溶け込んでいくようだった。さらに特筆すべきは、彼はたっぷりと抱きしめられるのに任せていたことだ〔写真34・35〕。

ジャックは成長し続けている。二人が、人生という旅のひとときを私と分かち合ってくれたことに感謝したい。

レイ――身体のなかの戦いを癒す

戦いに勝つことができたものは、
こんどは平和のなかで幸福をつかむことを
学ばなければならない。

――ロバート・ブラウニング

■プロローグ

冷酷な事実だが、アメリカ合衆国では毎日二二人を超える軍人が自殺している。その総数は、

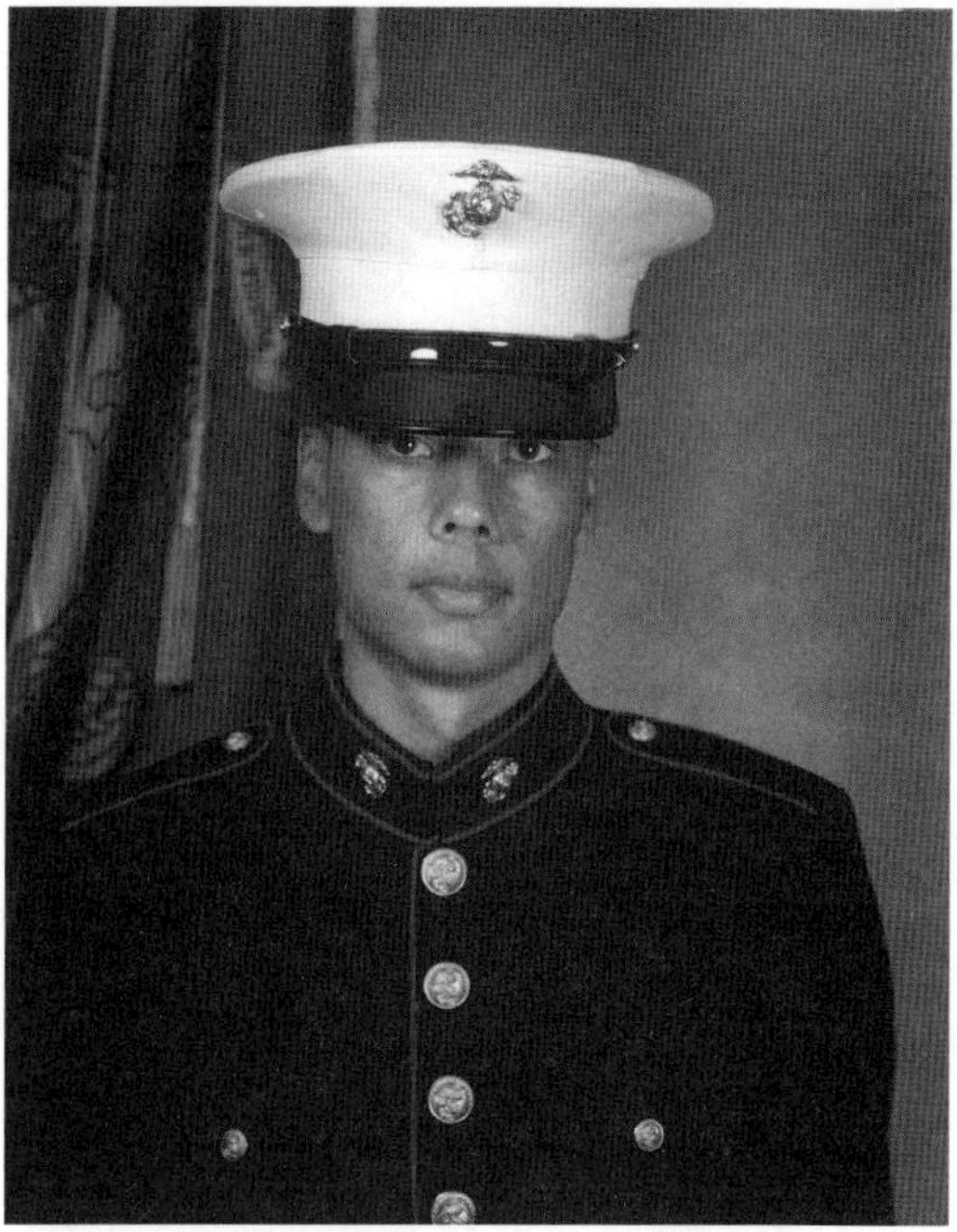

われわれの誇りである海兵隊員のレイ。この写真はレイが入隊した 2005 年に撮影された。

イラクとアフガニスタンでの全戦死者数を上回り、全米の自殺件数の二倍以上である。レイは、海兵隊のなかでも自殺率のもっとも高い部隊に属していた。この章では、彼の体験を追うことになる。

二～三百万人の兵士が、密かに戦争の重荷を胸に抱えたまま、前線から帰還している。目に見えない苦痛を家庭に持ち込み、そのトラウマは家族を、やがては社会を「蝕んで」いく。百万人の兵士が、極めて感染力の強い結核にかかって前線から帰還したら、国家的な非常事態になるに違いない。私たちは直ちに、外部の専門家を召喚し、国中の科学者と臨床専門家の知恵を結集するだろう。ところが、トラウマ、うつ、自殺、暴力、レイプ、離婚、中毒およびホームレスの津波が押し寄せてくるのを、われわれはただなすすべもなく見つめている。兵士に対して、適切な治療が行われていないことは、国家としての責任放棄である。また、特にセラピストや治療家の責任は大きい。われわれの怠慢によって、伝染病の流行はほぼ確実であり、結局皆がその影響を受けることになる。

戦争についての個人的な信条が何であれ、兵士たちは**「われわれの名のもとに」**、命を懸けて戦ってきた。その帰還兵を治療し、正常な市民生活への復帰を促すことは、われわれの責任である。レイは非常に優れた若い帰還兵の一人だった。それでは彼の物語を紐解こう。

レイと彼の所属部隊はアフガニスタンのヘルマンド州に駐屯していた。二〇〇八年六月一八日、激しい奇襲攻撃に遭い、部隊の何人かが殺され、親友が彼の腕の中で亡くなった。その同じ日、パトロール中に二つのＩＥＤ簡易爆発物が相次いで爆発した。この爆発によって、すぐそばにいたレイは、文字通り宙に投げ出された。レイは、二週間後にドイツのラントシュトゥールの軍事病院で目を覚ましたが、歩くことも話すこともできなかった。その後彼は強い意志の力をもって強靭な忍耐力を発揮し、少しずつこれらの基本的な能力を取り戻していった。

その約六カ月後に初めてレイに会ったとき、彼はＰＴＳＤ、ＴＢＩ〔外傷性脳損傷〕、慢性疼痛、重症の不眠、うつ、そしてトゥレット症候群と診断された症状に非常に苦しんでいた。彼は、ベンゾジアゼピン〔不安や不眠の治療に用いられる薬剤の一種〕や「抗精神病薬」のセロクエル、複数のＳＳＲＩ〔抗うつ剤の一種〕、オピオイド系の鎮痛剤などの精神科の強い薬のカクテル療法を受けていた。

二〇〇八年一二月に、レイは私がロサンゼルスで開いていたグループ・コンサルテーションの場に連れて来られた（セッション1）。この最初のセッションの後、私の自宅でさらに三回の無料セッションを行った（セッション2、3、4）。そしてその後、二〇〇九年に、カリフォルニアの峻厳な海岸線が美しい、ビッグサーにあるエサレン研究所で、私が主催していた五日間のワークショップに彼を招待した（セッション5〜10）。このように私たちは、ともにセッションに取り組み、レイは安全で支援的な社会環境において他者と交流する機会を持つこととなった。

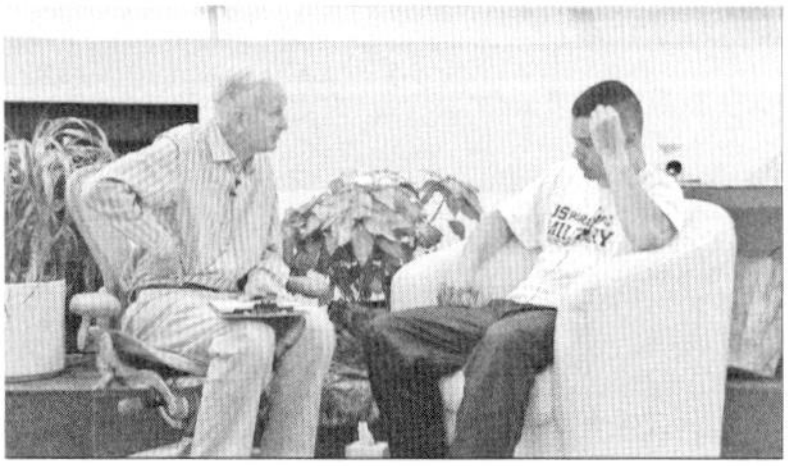

■セッション1

レイはまず、多数の症状の治療のために服用している、非常に強い麻痺を引き起こす作用のある向精神薬や麻薬物質について話し始めた。一ダース以上の処方薬を服用しているようだった。彼は、目と顎、頭と首、さらに肩まで広がる痙攣性収縮を示していた。最初のセッションでは、彼は目をそらし床を見ており、アイコンタクトは取れず、恥辱と敗北に打ちひしがれているように感じられた。

レイがアイコンタクトを取ろうとしたとき、私は痙攣性収縮の一つに注目した。一連の動きが約〇・五秒間隔で起こっていたので、トゥレット症候群と診断されたのだろう。しかしＳＥ™の視点から見ると、これらの速い一連の動きは**「不完全な定位反応および防衛反応」**であると思われる。最初の爆発の瞬間、レイの耳、目および首は、ほんのわずかに爆発地点へと向き始めたはずだ。これらの**「前運動準備反応」**は、原始的な脳幹の「コア反応ネットワーク（ＣＲＮ）」において引き起こされる。[29]

しかしこの動きが実行されるよりもずっと前に、二回目の爆発が起こり、二つの爆発によって彼は乱暴に宙に投げ出された。この時点において、彼の頭と首は胴体に急速に引き込まれた。いわゆる亀が首を引っ込めるような反射である。一方で、身体の他の部分は毬《まり》のように丸まろうとしていた。専門的にいうと、全身屈曲反射である。しかしそれらの反応は阻害され、圧倒された。一連の未完了の定位反応と自己防衛反応は、一枚の写真のように固まった。このように、手続き記憶、あるいは決まった行動パターンが未完了になっているため、トゥレット症候群のような痙攣を引き起こしているのだ。

首と肩に痙攣が起きるほんの一瞬前に、レイの顎が収縮したことに私は気づいた。この一連の流れを中断するために、私は彼にゆっくりと顎を開けたり閉じたりしてもらうことにした〔写真A〕。口を開けていき、**「抵抗または恐れ」**を感じたら、またゆっくりと口を閉じてもらうのだ。さらに、もう一度これをやってもらった。抵抗を感じるところまで口を開くのだが、徐々に大きく開くようにしてみるように頼んだ。私は彼に、この動きを意識的に何回か繰り返してもらった。毎回、彼の口が少しずつ大きく開くようになっているのが見て取れた。一連の痙攣の動きをわざわざ意図的にゆっくりと表出させたのは、「オーバーカプリング」を解消するためだ。レイは突然、目を開き興味津々であたりを見回して、顎から腕に、心地よいチリチリした感覚が広がっていると言った。

次に、レイに私の指を目で追ってもらった〔写真B〕。私の指を追わせた時間は五〜六秒ほどだ。

目の動きは、定位反応の重要な要素である。大きな音であれ、足音や森の中で枝が折れるよ

写真 A

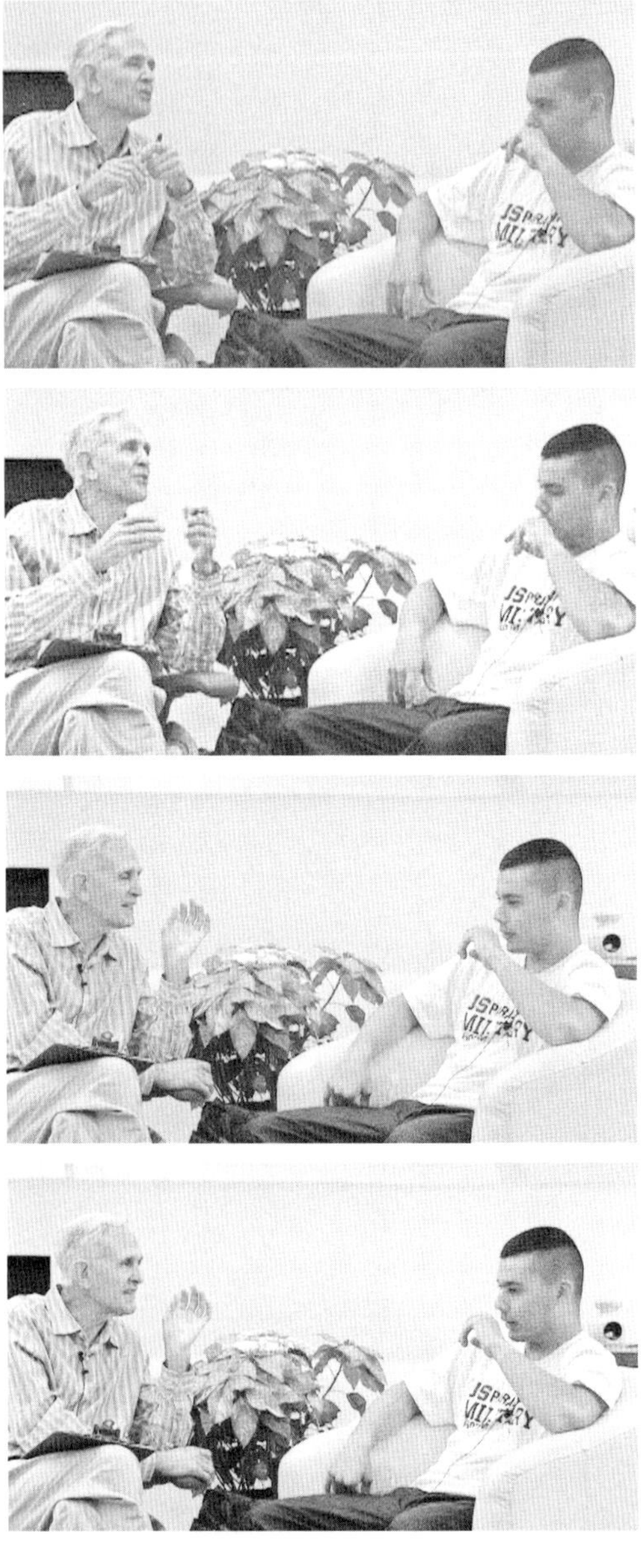

写真 B

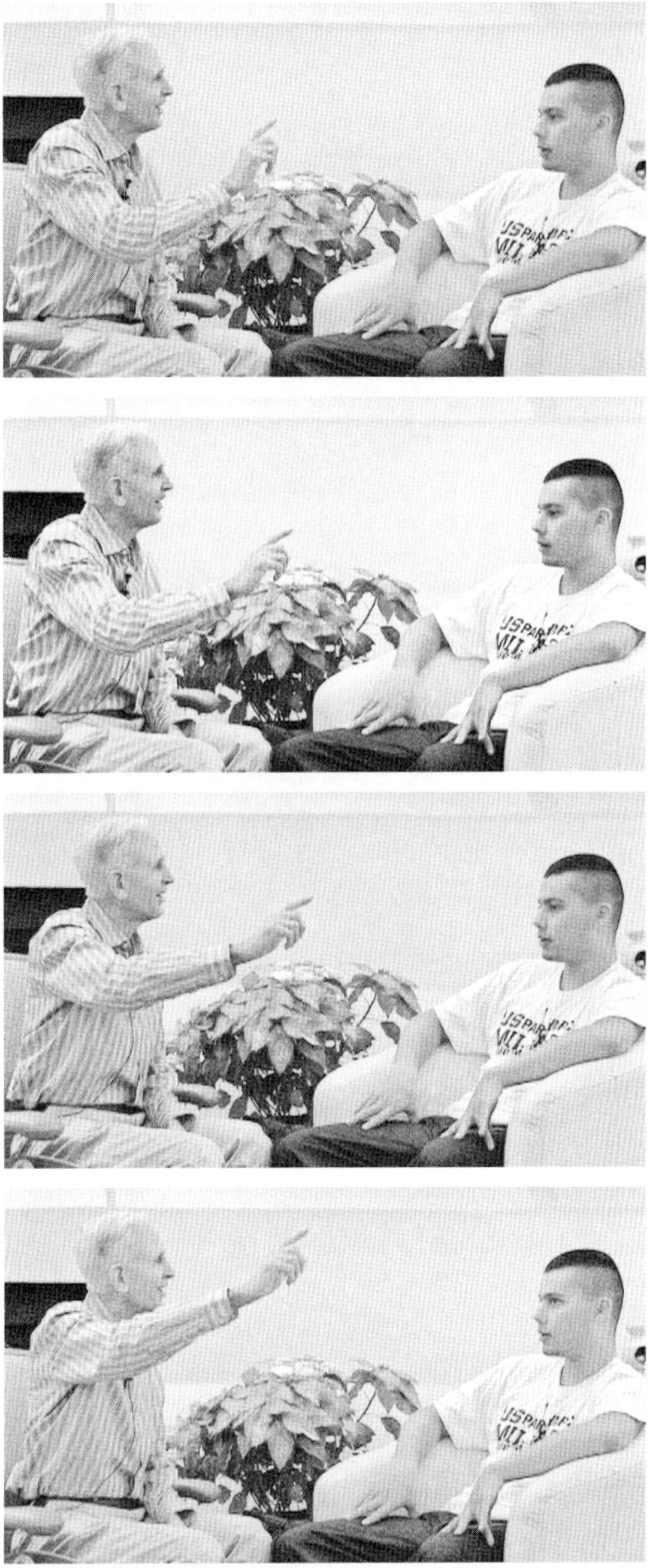

写真 C

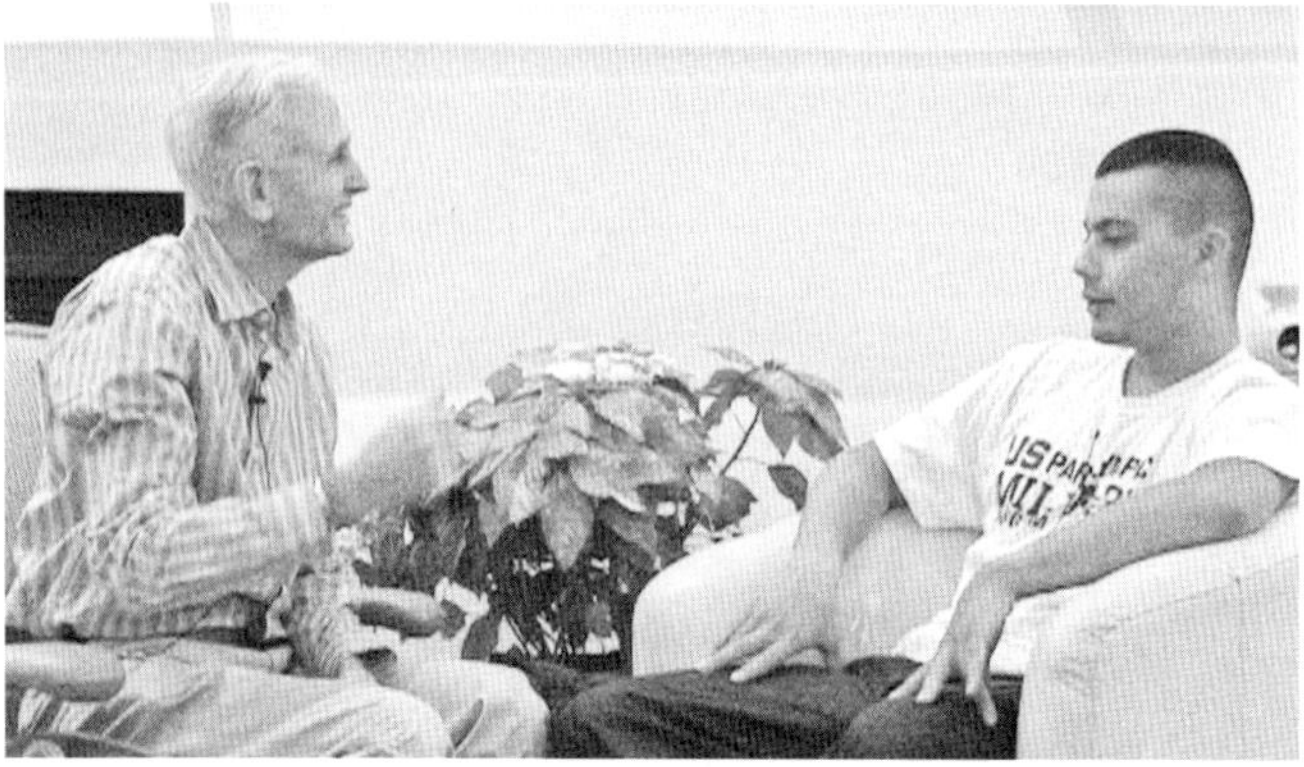

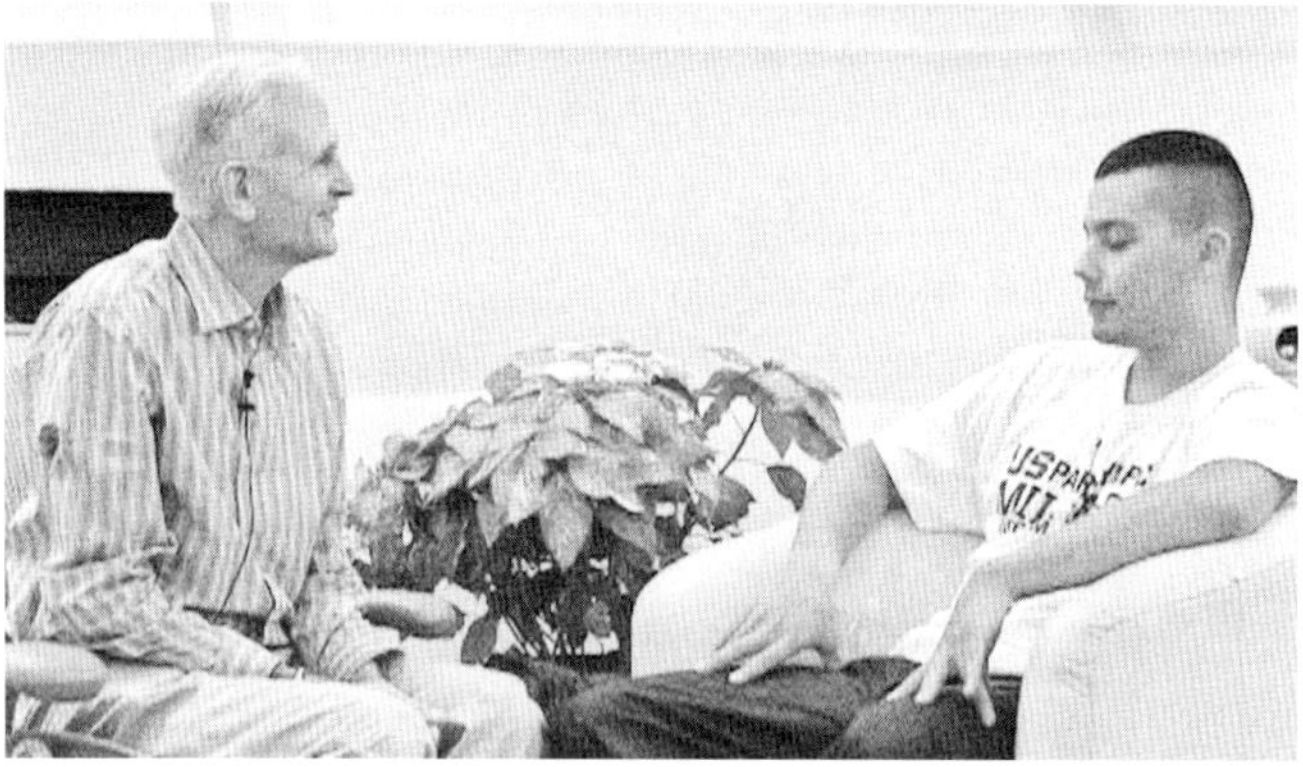

経過時間 10 秒

うなほんのわずかな音であれ、何かが聞こえると、われわれの目は、音のする場所を突き止めようとする。私は、縦、横、丸と指を動かしながら、レイの目が、凍りついたり、驚愕したり、または「焦点が合わなくなる」場所を探した。

レイの目は、最初の爆発源に対して定位反応を始めたが、すぐに宙に吹き飛ばされ、圧倒された。したがって、脅威を発見し、同定することができなかった。銃撃戦に巻き込まれ、親友を亡くし、爆発で吹き飛ばされたという圧倒されるような一連の出来事を、彼の神経系は処理しきれなかった。この目の動きを「アンカプリング」〔オーバーカプリングを解放〕することによって、顎を強くかみしめている筋肉を緩めることができた。この顎から、手続き記憶による一連の痙攣性の反応が始まっていることを、私はすでに突き止めていた。

彼の目の反応を観察していくと、左象限の五度から一〇度にかけての位置で固定されていることがわかった。爆発は左側からのものだった可能性がさらに高まった。私は、レイの目が凍りつくか「焦点が合わなくなる」ところで指の動きを止めた。これは、それぞれ収縮と解離の反応である。どちらかが起こったら、私はいったん止まり、レイが落ち着くのを待った。刺激、反応、落ち着き、安定という一連の流れを作ることで、手続き記憶は前向きに展開していき、最終的に完了する。[*4] 私はこの動きを、少し間隔をあけながら繰り返した。この活性化と脱活性化のサイクルが穏やかに進行していくと、レイの目の動きは徐々に「滑らかに」なり始め、痙

写真 D

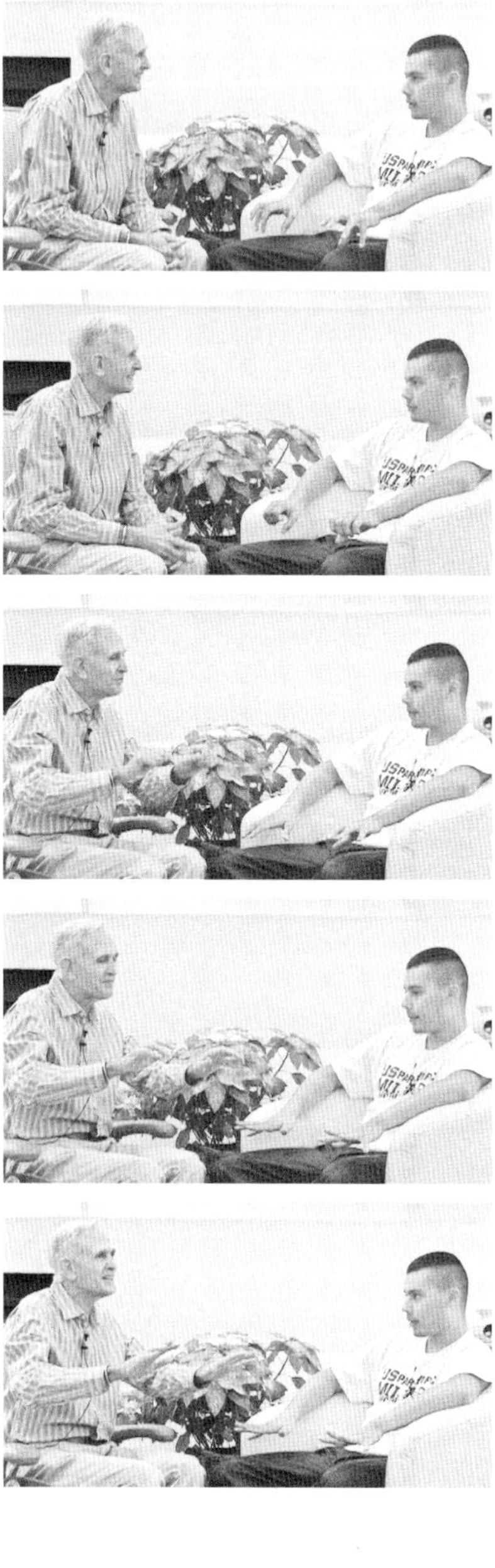

経過時間 5 秒

攣も穏やかになり、身体は統合を取り戻していった。レイはより落ち着いた気分になったと伝えてくれた。

二分ほど休み、活性化が落ち着いてきたのを見計らって、再び目で指の動きを追ってもらった。今回は、一連の痙攣は一分ほどで収まった。レイは、初めて楽で自発的な呼吸をした。心拍数は一〇〇から七五ほどに下がった。彼の頸動脈の動きからそれがわかるのだ。彼は手が深くリラックスしていて、体中にピリピリとした感覚と温かさが広がっていくと言った。彼の神経系を落ち着かせるために行った私たちの共同作業によって、彼の顔には満ち足りた穏やかさが現れ、私の表情にも満足感があふれていった〔写真C〕。

次に、レイは自発的に手を伸ばした。私は、手を内側からしっかりと感じてみるように促した。内受容感覚を使うのだ。手を感じながら動かすごとに、腕が徐々に大きく開いていった。レイはついに、「ペンデュラム〔振り子〕」、脈動、流れといった、動的な癒しのリズムに触れたのだ〔写真D〕。

■セッション3

私の家での三回目のセッションでは、レイに「1〜10点」の目盛りを指さしてもらい、今の調子を尋ねた。「1」はロサンゼルスでの最初のセッションを受ける前、「10」は完全に満ち足りて、自信を持ち望み通りの人生を送っている状態とすると、彼は、今「4」だと言った。

写真 E

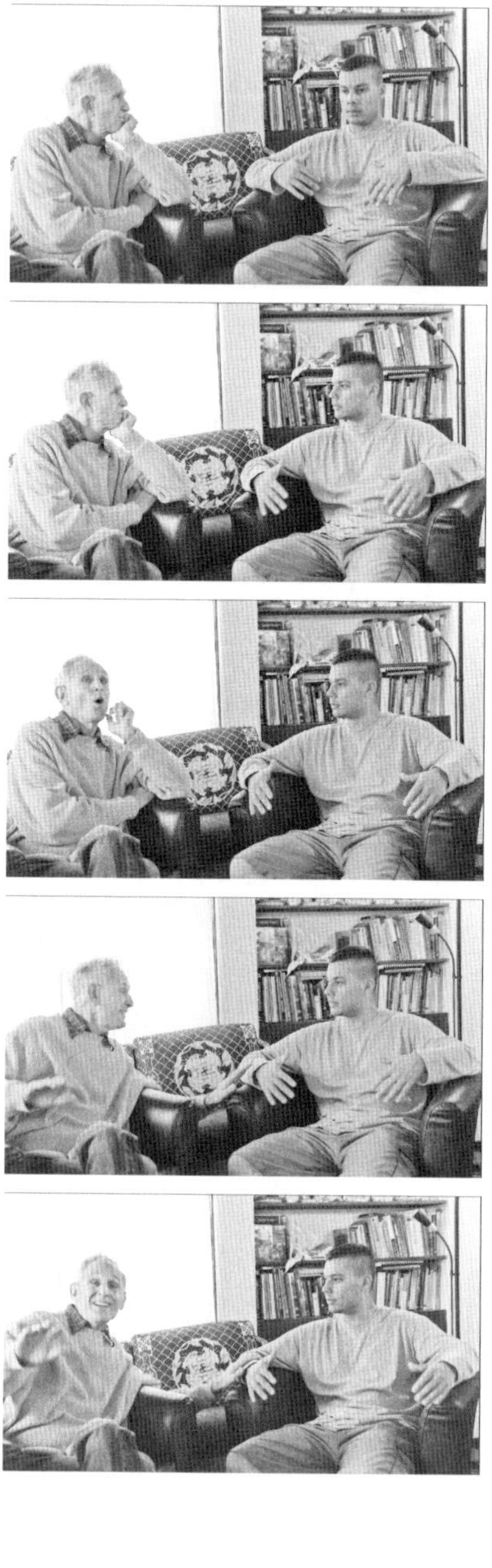

そこで私は、もし将来に目を向けることができたら、次の数週間、次の数カ月はどの辺になると思うかと尋ねた。彼は腕を広げて伸びる動きをしながら、これは「6」に、やがて「8」になるだろうと言った〔写真E〕。レイは、自分の治癒力が勢いづいていることを感じており、彼のコーチでありガイドである私も、彼のこの思いにためらいなく同調した。

この「定量的な」評価はトラウマ患者にとても役に立つ。トラウマのただなかでは、過去と違う未来を想像できない。しかしこうした方法を用いると、トラウマのショックや凍りつきから抜け出しつつあることが実感できる。レイは「自分には輝かしい未来があるとわかる」と言った。まさにその感覚である。

■セッション5

レイとの次のセッションは、カリフォルニアのビッグサーにあるエサレン研究所での一週間のワークショップの間に行われた。

このセッション中、私はレイに顎を開閉させながら、「ヴー」という声を長く出すように言った。[*5] これは、腹部にある重要なエネルギー・センターと、顎にある確固とした攻撃性の感覚とをつなげるためである。レイは身体のなかにピリピリとした感覚が広がり、より生き生きとした感じがするといった。

しかし、彼はこの活気に満ちた感覚を長く感じ続けることができず、崩れ落ちる姿勢になり、

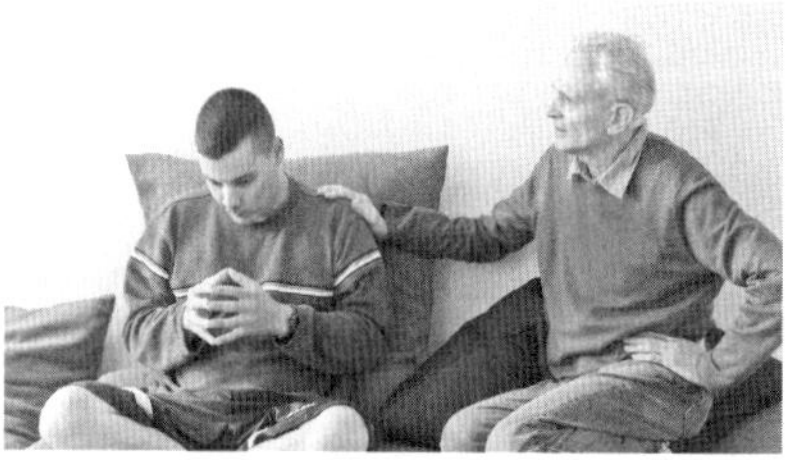

写真F

呼吸も浅くなった。このようにシャットダウンが起きたのは、自分だけが生き残ったことへの罪悪感ではないかと推測した。レイが生き生きとした感覚を味わい始めると、直ちに反応が起きた。レイの頭が下を向いていることが見て取れるだろう〔写真F〕。

この罪悪感を見つめるために、私は彼にある言葉を言ってもらい、その間に身体に何が起こってくるかに注意を向けるように言った。「私は生きている。私はここにいる。私は生き延びた……。全員が生き残ったわけではない」。私が提示したこの言葉を言うことで、彼は罪悪感を持っていたことに気づき、さらには激しい怒りが湧いてくるのを感じた。激しい怒りを感じていると、戦いのなかで、家族同様の密接な関係を持った大切な同胞たちを失ったことに胸の張り裂けるばかりの深い悲しみを感じていたのだということに、レイは気づいた。*6

レイが激しい怒りを処理し、無意識に潜む喪失感、脆弱感、無力感にアクセスするのを助けるために、私は二人のメンバーに協力を求めた。怒りを「爆発させる」ことなく、効果的に発散させるためだ。多くのカタルシス療法で体験されるような、怒りの大爆発を起こさせることなく、ゆっくりとした動きでクッションに怒りを向けてもらうの

写真 G

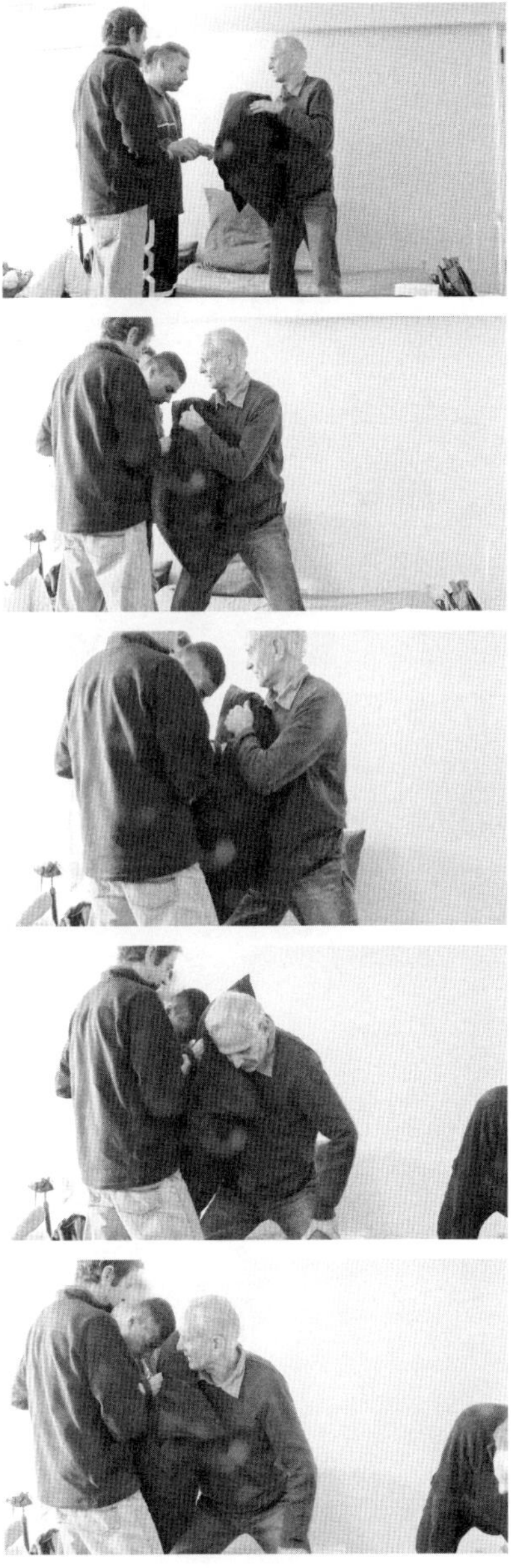

経過時間 30 秒

が目的である。もし自分が激しい怒りを人に向けたら、傷つけてしまうかもしれないという深い恐れのために、彼は習慣的に殴りかかろうとする衝動を抑えていた。

このパンチを繰り出して破壊したい衝動は、彼の前筋に影響を与えていた。殴りたいという衝動は、どうしようもなく起きてくるが、実際にそんなことはできない。そこで、人を傷つけることを恐れ、この禁じられた衝動を抑えるために、レイは習慣的に腕と肩の後ろの筋肉を収縮させていた。しかし、この神経筋の抑制が「鎧」となり、彼の身体をがんじがらめにしていて、やわらかい感情が感じられないようになっていた。二人のメンバーが、無意識にレイの衝動を抑制しようとする筋肉の代わりを果たしてくれることになった。そこでレイは殴りたいという残虐な衝動を、安全でタイトレーションされた方法によって前向きに進め、解放することができた〔写真G〕。

こうしてレイは、自身の「健全な攻撃性」を十分に味わうことができ、自らの「生命力」、そして「生命の躍動」に再び触れることができたのである。彼はこの真っすぐに手を突き出す行為を三回繰り返した。ゆっくりと時間をかけて前へと腕と身体を突き出し、その後、体感が収まり活性化が落ち着くのをゆっくりと待った。

三回目の後、私は、手と腕に何か気づいたことがあるかと聞いた。彼は、「手と腕が本当に強く感じられて……いい意味で……まるで自分の人生を前に進めることができるようです。戦場で亡くなった仲間たちは、永遠に大切です。でも、私は、人生で欲しいものを手に入れるこ

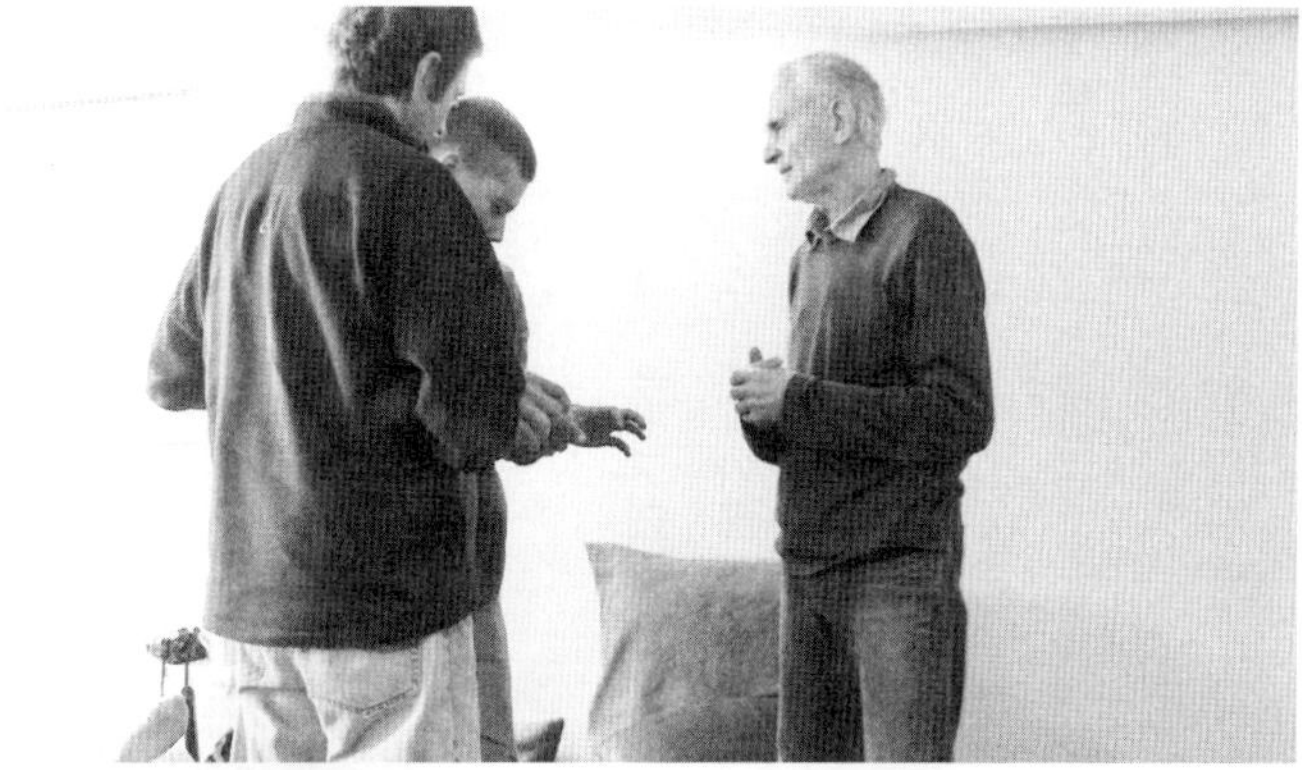

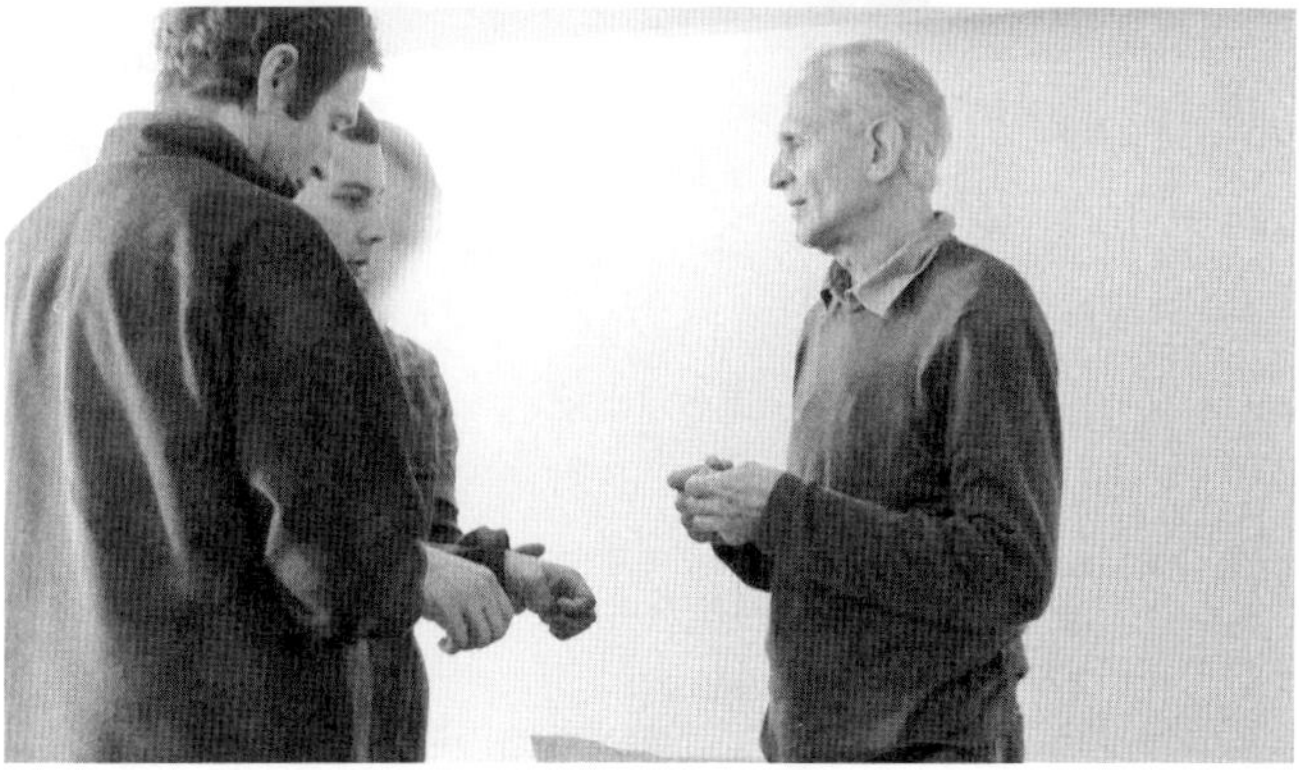

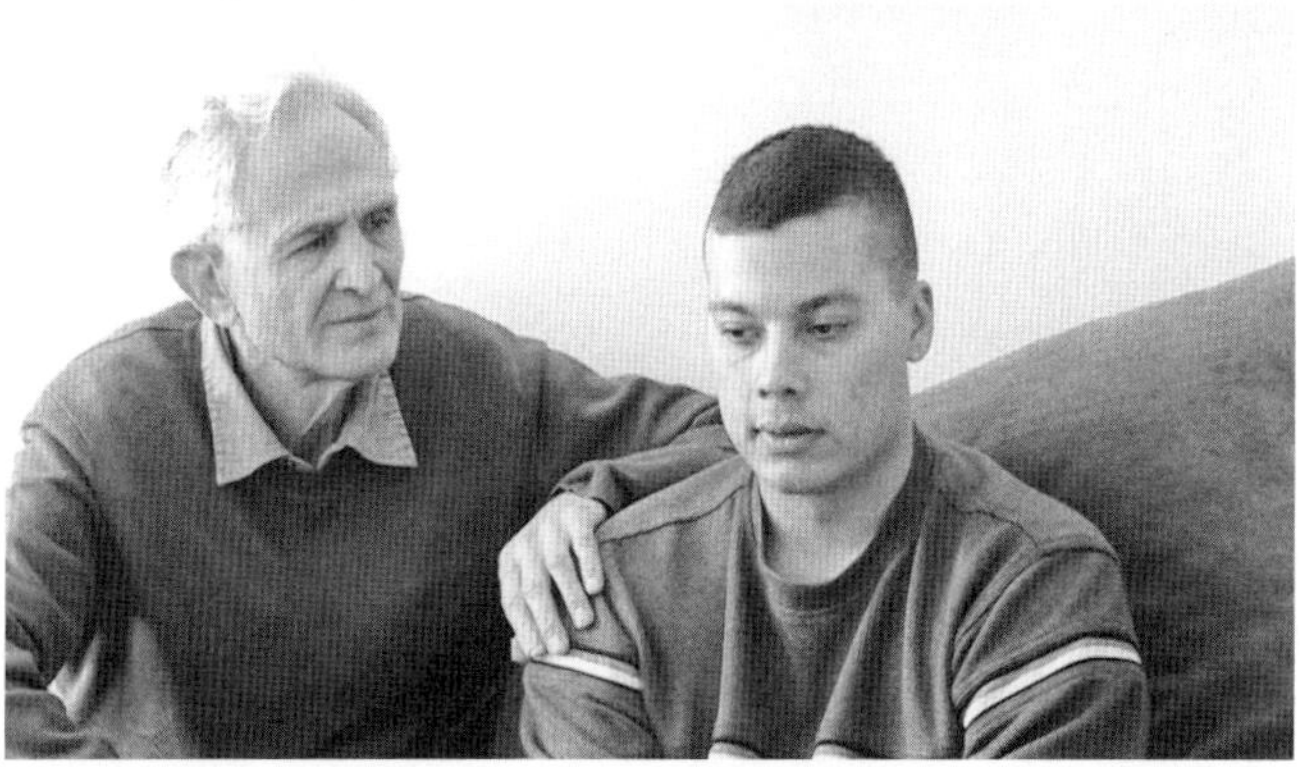

とができる。そんな強さを感じています」と答えた。この人生を前進させる動きこそが、「健全な攻撃性」の本質である。

私たちは並んで一緒に座った。レイは、親友が腕のなかで亡くなったときのことを語った。それは、究極の無力感と、喪失だった。私と、グループの皆の支えのなか、彼は静かに、穏やかに、落ち着いて、そしてもっとも重要なことだが、尊厳をもって、親友の死を悼んだ。レイは、静かに自らの激しい苦渋と悲嘆を、グループの皆に伝えた。レイの目からは、涙がとめどなくあふれていた。

この「やわらかい感情」は、六つの有機的な段階を経て、やっと到達することができた。六つの段階とは、(1)爆発による衝撃の反応を解消する、(2)過去とは違う未来をイメージする、(3)グループのサポートを受けて、安全に罪悪感と激しい怒りを処理する、(4)健全な攻撃性と内なる力と出会う、(5)悲嘆、無力感、喪失感という深い感情を静かに味わい、折り合いをつける、(6)「今・ここ」に定位づけする、である。

レイははじめ、皆のなかでは、恥ずかしそうにしていたが、ここにきて、私やグループの皆を見つめた。まるで初めて会ったかのようだ。彼は深い喪失感と向き合うことができたし、その瞬間、他の人と一緒にいることができた。これは彼にとって、市民生活と感情の世界へのつなぎ役となる「過渡的な疑似家族」体験になったのだろう。エサレンでのセッションの数カ月後に、レイはメリッサと結婚し、息子のナサニエルが生まれた。

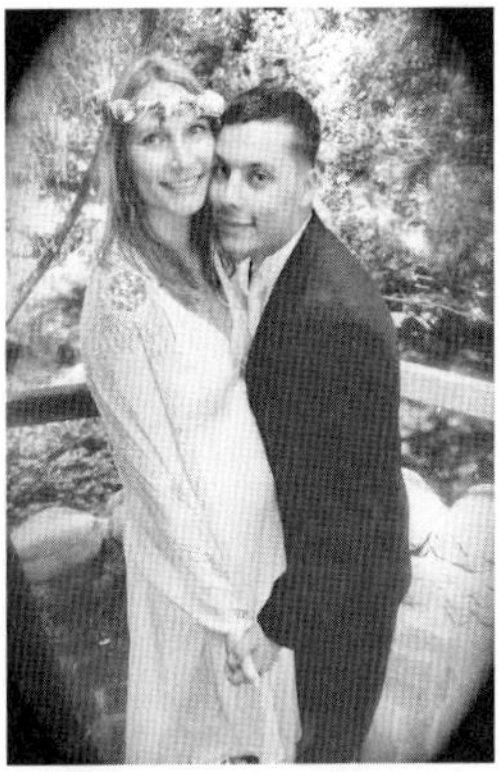

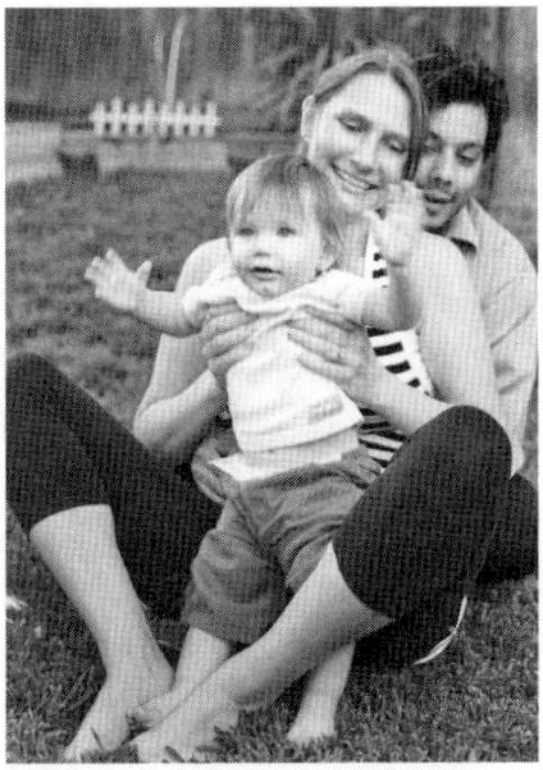

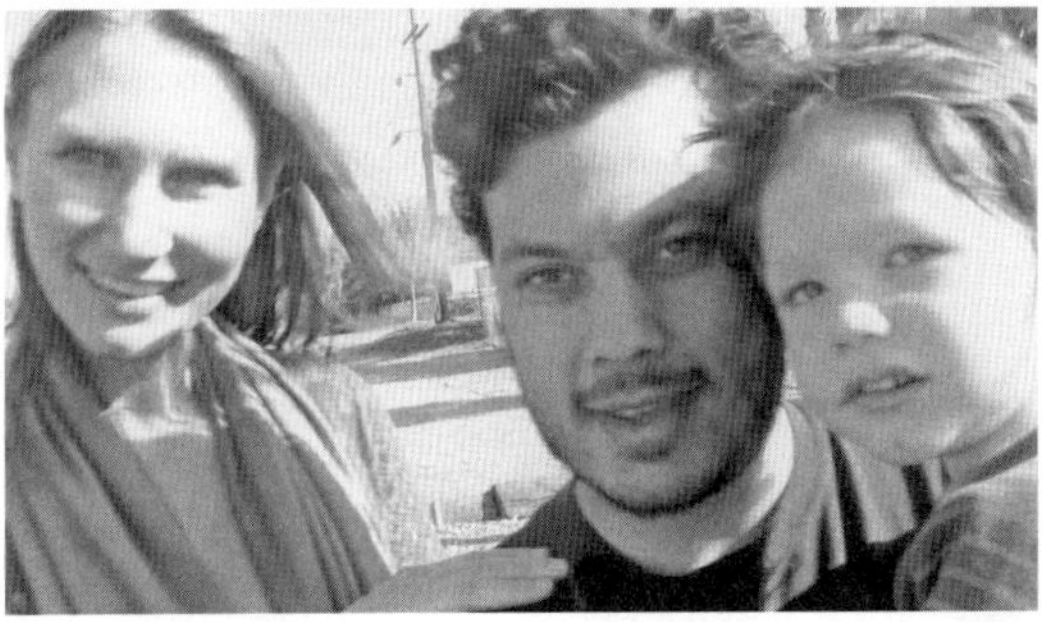

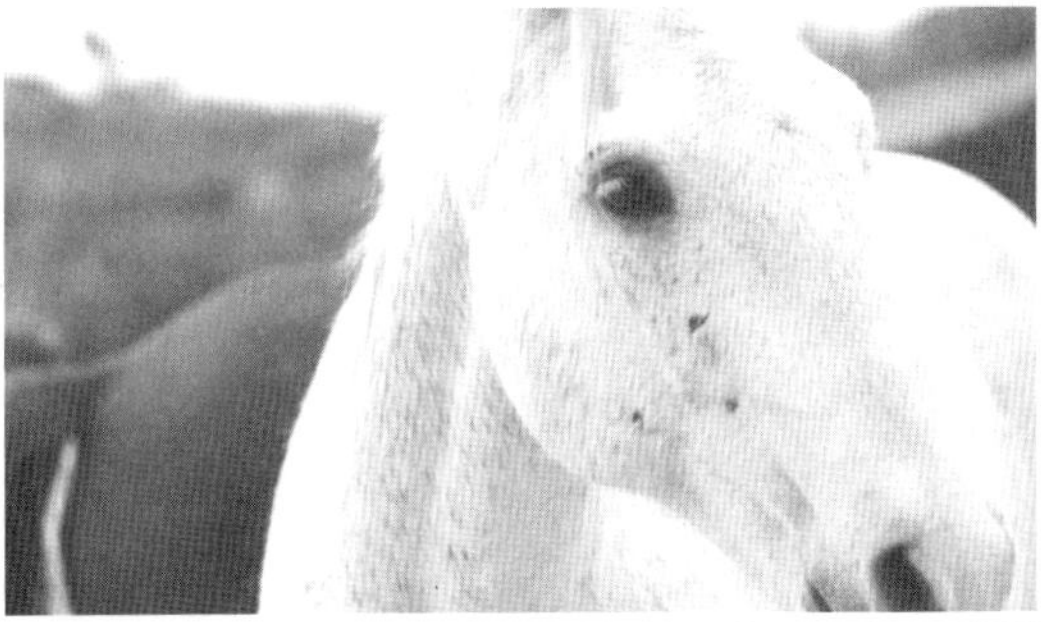

The Meadows Addiction Treatment Center © 2012

二〇一二年、レイ一家は、その後の様子を知らせるために、カリフォルニア州エンシニータスに滞在中の私のところへ都合をつけて訪ねてきた。

レイは、今回のセッションの前夜、私に会うのがあまりにも楽しみで、すっかり興奮してしまったと語った。私が教えたエクササイズのいくつかをしてみたが、彼は素早くリラックス状態に入ることができた。その後、「ヴー」という音を出すことと、顎の動きを同時に行った。彼は、リラックスしていて、「温かい波」を感じ、それには「喜びの波」も付随していると語った。

私はレイに、最近の調子はどうかを尋ねた。彼は、馬を使ったホース・セラピーでの体験について語った。こうした動物たちは、裁くことなく、進んで信頼しようとしてくれたと言った。

私はレイに自分自身の内面を見て、馬たちが持っていたのと同じ、裁くことのない資質を自分のなかにも感じるか聞いてみた。そして、この内面の感覚を身体のどこで感じるかに注意を向けるよう言った。レイが自己への慈しみの感情につながり始めたことがわかったので、私は彼にメリッサを見て何を感じたか、そして彼女から何を感じるかに注意を向けるよう言った。

彼らは静かに見つめあい、穏やかにほほ笑んだ。

メリッサは、彼がひとりになりたいときにはそれを尊重すること、そしてそれは彼女が嫌いだからではないということを学んだと語った。

メリッサは、レイがひとりになりたいときでも、二人はつながっていると感じられる関係に

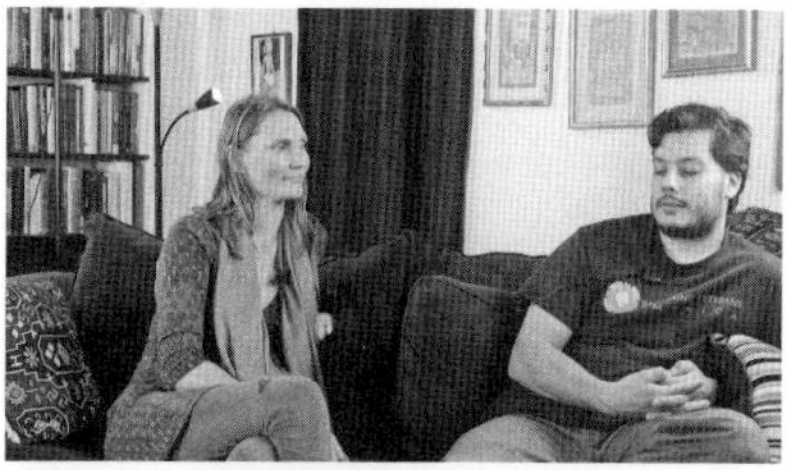

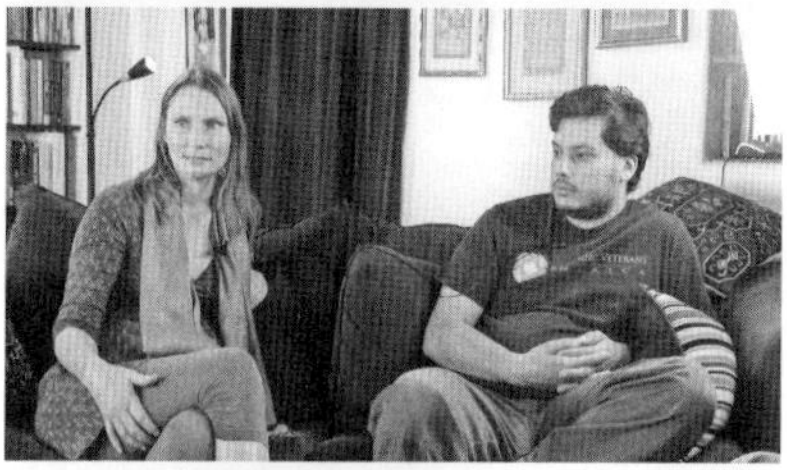

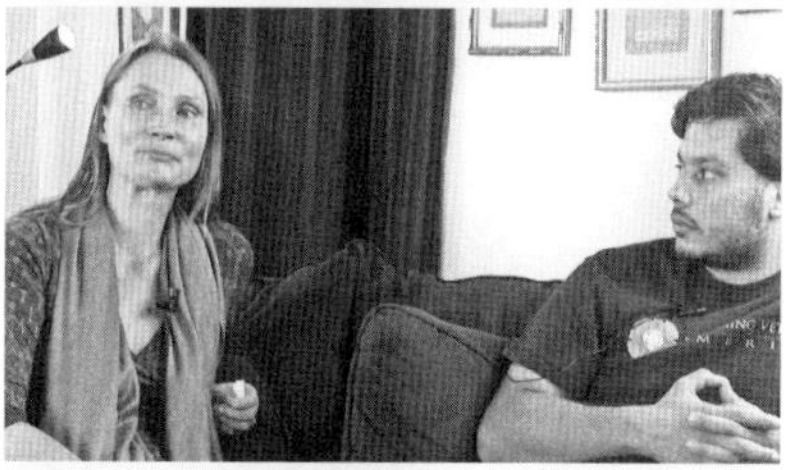

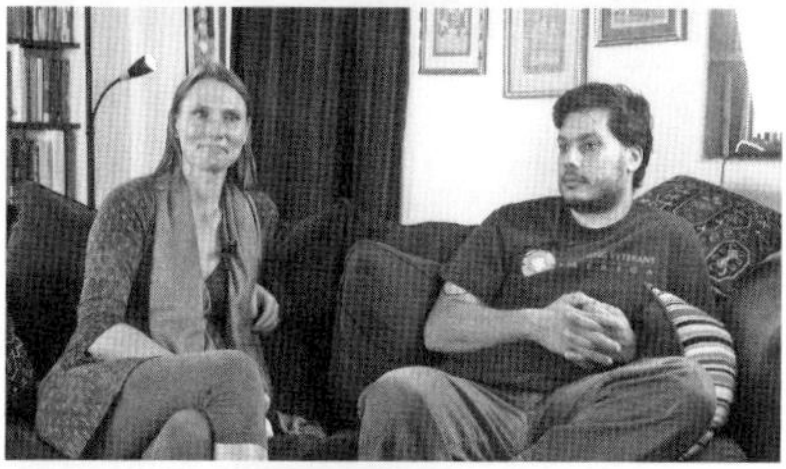

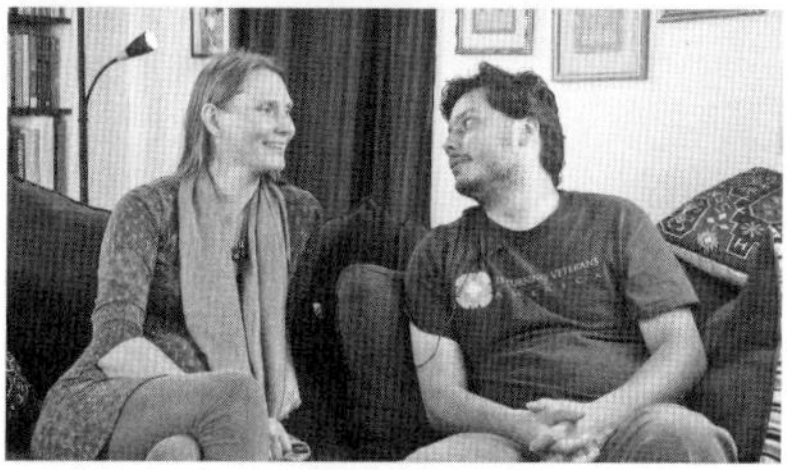

まで二人がたどり着けたことにどれだけ安心したかを語ると、みるみる目に涙があふれた。これは退役軍人とその家族、そして、言うまでもないが私たち全員にとって大切なことである。ひとりになりたいという望みを尊重し、そういった希望を伝えることができるようにし、彼らが必要とする「空間」を用意し、「安全」であると感じられるようにする、そして、ちゃんとつながっていると感じてもらう、これは重要なスキルである。

息子のナサニエルが突然部屋に飛び込んできた。メリッサは無上の喜びに満ちてわが子を見つめ、レイは、そんなメリッサを見て幸せそうだった。

メリッサはレイが次第に心を開いていってくれたことに、どれほど感動したかを語った。二人が交際を深めていくのは難しい状況だったが、それでも、こうした心通いあう瞬間があったことで、二人は着実に絆を深めていったのだ。

このセッションは、ミラーリングをしたり、ユーモアのあるやり取りをしたりといった、穏やかな交流のなかで終了した。

このセッションの模様はオンラインで視聴可能である(www.youtube.com/watch?v=bjeJC86RBgE)。

■エピローグと検討

二〇一五年一月、元海兵隊員のデビッド・J・モリスが、『ニューヨーク・タイムズ』紙上に「PTSDの上に重なる、さらなるトラウマ(*After PTSD, More Trauma*)」というタイトルの記事を発表した。[30] 彼は一九九八年にアメリカ海兵隊を除隊し、二〇〇四年から二〇〇七年まで、レポーターとしてイラクで働いていた。そしてIEDによる爆撃に遭い、瀕死の状態に陥った。彼は激しい苦しみに耐えきれず、サンディエゴの退役軍人病院でのセラピーを希望した。そこでPTSDの「治療の選択」として、持続エクスポージャー療法を受けることになった。持続エクスポージャー療法では、患者は戦争で一番恐ろしかった戦慄体験を何度も思い出すように言われる。トラウマになった内容をセラピストに繰り返し語ることによって、特定の記憶に付随したトラウマの反応を「巻き戻す」ことができるという理論に基づいて、このような治療が行われる。

モリスが、セラピーで扱うことを選択したのは、二〇〇七年に南バグダッドでのレポート中に遭遇したIED奇襲だった。「セラピストは、私にこの奇襲の様子を何度も何度も語らせた」とモリスは書いている。「目を閉じて、第一歩兵師団のパトロール隊とともにハンヴィー装甲車の中にいる自分自身を想像した。私は武装している。IEDが炸裂する。もうもうと煙が立ち込め、全員がここに永久に閉じ込められるのではないかと思った。それは思い出すには恐ろしすぎて、心身ともに疲労困憊した」。モリスは、その話を繰り返せば、やがて戦慄から抜け出せると思っていた。しかし、治療を開始した一カ月後、彼の容体は深刻な状態にまで悪化した。「血管の中の血が熱く、気分が悪くなった。よく眠れず、重度の不眠症になった。私は書くどころか読むこともできなかった……。身体と身体が戦争しているようだった」。モリスは、セラピストに、持続エクスポージャー療法への疑いと不安が増してきていると訴えたが、セラピストはこれを一蹴した。そしてモリスは「危険極まりない狂気の沙汰だ」と言って、病院を去った。

モリスはまた、一つの出来事に焦点を当てる持続エクスポージャー療法のやり方に警鐘を鳴らしている。「アクション映画で、一つの場面まで早送りして、それに基づいて映画全体を判断するようなもの」だと批判している。こうした劇的な手法のセラピーは、トラウマの記憶は離島のようなもので、取り除いて切除する必要のある非常に特殊な「腫瘍」だとの暗黙の了解に基づいている。

しかし、持続エクスポージャー療法を含めたカタルシスを用いるトラウマ療法に決定的に欠けている視点がある。トラウマの記憶についての正しい理解である。一つの記憶を何回も再体験させれば、トラウマの記憶を切除できるというのは幻想である。ここでは、ストレスやトラウマと遭遇したとき、人が身体、心、脳の全体性である「ゲシュタルト」を用いて、その体験を統合し、一生を通じて発達を続け、やがて勝利、幸せおよび安寧を取り戻していくことができるという視点が欠けている。

こうしたカタルシス療法は、確かに一部の人には効果はあるのだろうが、それによって悪くなってしまう人もいる。あまりにも苦しくて、モリスのように治療を継続しないことを選択する人々の数は極めて多い。治療からの離脱率の高さからも明らかだ。では、まず解除反応とトラウマの簡単な歴史を見てみよう。

解除反応（abreaction）とは、ドイツ語の「*Abreagieren*」から派生した言葉で、過剰な情動を放出するために、再体験をすることである。[31] この療法は、「腫物を針で突く」ことに例えられてきた。傷に針を突き刺すことによって、「毒」を排出し、傷が治る。同様に針を突き刺すときは痛いもので、トラウマが活性化するため、患者にとって非常に苦しい体験となる恐れがある。

新しく開いた傷口は、この比喩の通り、治癒すればそれでもいい。しかし、モリスが端的に指摘したように、新たな感染症が起きる可能性がある。私がジャックとレイに適用したSE™は、手続き記憶に穏やかに働きかける。もちろん熟練が必要な方法論だ。暴露療法などのカタルシス的な療法に比べ、ゆっくりとタイトレーションされたプロセスを経ることで、再トラウマ化の危険を軽減し、安全を確保できる。暴露療法を行うセラピストが、ここで説明した方法のいくつかを治療に生かし、技法を改善してもらいたいと心から願う。

フロイトは、トラウマと結びついて抑圧されている情動は、話すことによって解消できると解釈したようだ。トラウマの影響の「放出」は、「特定の瞬間または問題に焦点を当てる」ことによって達成できると考えたのだ。[32] この方法は、いわゆる「転換性ヒステリー症状」の治療に対するフロイトの療法の基盤となった。[33]

第二次世界大戦前には、強い情動的な浄化を引き出すために催眠とフェノバービタルと呼ばれた薬物による解除反応が活用された。しかし、これらの方法は、かえって有害であることが多く、また多少の効果があっても長続きしなかったために、やがて廃れていった。興味深いことに、一九四三年にサンディエゴのバルボア・ナヴァル病院で治療を受けていた患者のなかに、後に「サイエントロジー」を設立するSF作家のL・ロン・ハバードがいた。ハバードは、戦争で負傷した後、「クリアリング」という手法を自ら編み出したと語った。これは「サイエントロジー」の手法で、トラウマになった出来事を再体験することで駆逐しようとする方法だった。[34]おもしろいことに、彼が一九四三年にサンディエゴのバルボア・ナヴァル病院で受けたカタルシス療法については、彼は何も語っていない。

こうしたカタルシス療法のバリエーションを経て、ジョセフ・ウォルピは一九五〇年代に段階的に暴露療法を用いる手法を紹介した。[35]これは、高所やヘビ、昆虫などの、単一対象物の恐怖症の治療を意図して作られた。この療法では、クモなどの「恐怖の対象物」を見せられる、または数回想像してみる、それに徐々に近づくといったことを繰り返し、活性化が放出されるように導くというものだ。のちの一九八〇年代にペンシルバニア州立大学でエドナ・フォアとその同僚たちによって開発された持続エクスポージャー療法は、ウォルピの単一対象の恐怖症を治療する方法をもとにしている。しかし、持続エクスポージャー療法では、単一対象物の恐怖症の治療に効果があるというエビデンスが示されたものを、PTSDおよびその他のさまざまなトラウマという、はるかに複雑でまったく別の様相を呈しているものに応用しようとしている。これは、ＩＥＤによる奇襲、爆発、飛行機墜落、性的被害などのトラウマ体験の後に、生存者がその出来事から「過剰に学習」することで、トラウマの恐怖に日々の行動を支配されてしまうようになるという考えに基づいている。

元々単一対象物の恐怖症治療のために開発された療法を、はるかに複雑なトラウマ治療に転用してはばからないというのは、思慮に欠けると言わざるを得ない。

レイのエピローグ

しがみつくことで強くなると考える者もいるが、
時に手放すことで強くなる。

——ヘルマン・ヘッセ

悲嘆しないものは、生きているとは言えない。

——アントニオ・ポルシェ

本物の戦士とは、腰を下ろして、むせび泣くことができるものだ。

——アドリエンヌ・リッチ

レイの症例でも明らかだが、持続エクスポージャー療法のように「暴力的」でない、まったく違う方法でトラウマを癒すことは可能である。私が用いたSE™は、過剰に学習されたトラウマの反応を「忘れること」ではない。無力感に打ちのめされた体験と反対の、「まったく新しい体験を創る」ことに重点をおいている。[36,37]

トラウマへの反応や思考過程を単純に理解したり、忘れることで、レイの変容が引き起こされたわけではない。まず、身体に与えられた爆発の衝撃に対する反応を完了させ、「再交渉」を行い、そうすることでレイの精神と魂の奥深くで凍りついた激しい怒り、悲しみおよび喪失の感情を「溶かし」、処理していったのだ。

レイは、衝撃を受け、シャットダウンを起こした状態で「固まって」しまっていた。したがって、爆発に対する定位反応や過剰な防御反応に段階的に働きかけ、穏やかに完了を促した。衝撃に対する本能的な自己防御反応には、「しゃがむ」、「身体を曲げる」、「身体を硬くする」などがある。もし、私がいきなりレイの罪悪感、激しい怒り、および悲嘆に働きかけていたら、効果がないばかりか、むしろ逆効果になっていただろう。そんなことをしたら、レイの衝撃反応を強めて、チックと痙攣症状をさらに悪化させていたに違いない。手続き記憶と情動記憶に取り組むには、身体の反応に対する慎重な観察とトラッキングが必要になる。しぐさや、感情が変化していくことを表す微細な表情、姿勢を変える様子を観察するとともに、血管収縮や拡張により、肌の血色が変わることから観察できる血流の変化を捉え、頸動脈を見ながら心拍数を把握し、自発的な呼吸の変化を察知し、自律神経系の状態を推測する。

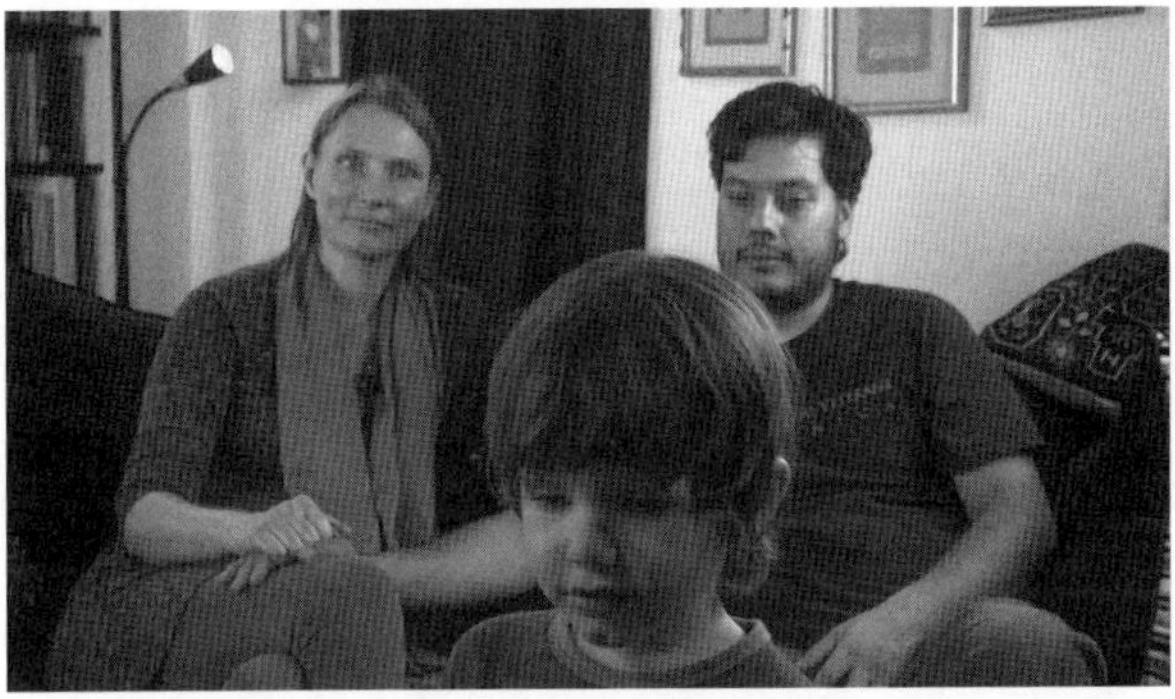

レイとメリッサはともに慈愛を込めて息子のナサニエルを見つめ、ナサニエルはそのまなざしのなかで無心に遊んでいる。

レイとの最初のセッションは、まずじっくりと観察し、関係性を作るところから始まった。レイは私を見ようとせず、視線は床に向かっていた。この時点では、アイコンタクトを取らないことが重要だった。無理強いすれば、レイはさらに居心地が悪くなり、シャットダウンと、恥と解離を引き起こすことになっただろう。第二段階では、身体を感じても圧倒されないように細心の注意を払いながら、徐々に身体感覚を感じてもらった。第三段階では、爆発への反応として、目、首および肩が一続きになって収縮を起こしていたので、この強く結びついていた一連の神経と筋肉の収縮のパターンを分離し、「アンカプリング」した。二回の立て続けの爆発の衝撃に対し、彼の身体は、まず定位し、それから自己防衛反応を起こそうとした結果、筋肉の収縮が起きた。全身の屈筋が瞬時に反応したのだろう。おそらくこれは樹上生活していた祖先から受け継いだ神経反射だ。霊長類の赤ん坊は、誤って木から落ちると、身を守るために身体を毬のように丸める。大人でも、身体を丸めれば衝撃から腹部を守ることができる。

第二段階から第三段階へは、滑らかに移行していった。レイに顎の筋肉を意識してもらい、視線をトラッキングした。身体を意識するという、非常に簡単なエクササイズだったが、レイはすぐにピリピリした感覚と温かさを感じ、呼吸が楽になり、深くリラックスした。第三段階は、四回にわたって実施された。四回目のセッションまでに、「トゥレット」様の驚愕反応はほとんどなくなり、罪悪感、激怒、悲しみおよび喪失の**情動記憶**へのアクセスを開始することができた。

最後は、エサレン研究所でのグループセッションだった。そこでレイは、メンバーのサポートによって、激しい怒りを表現することと、抑制することを学んだ。これは、激しい怒りを、パワーと健全な攻撃性へと変容させる体験でもあった。つまり、望むものを手に入れようと前進する力へと変換したのである。最後に、この変容によって、悲しみや喪失といった、やわらかな感情への扉が開かれ、そして他者と情緒的につながることを望むことができるようになっていった。

もし私が、モリスが退役軍人病院で持続エクスポージャー療法を受けたときのように、レイに爆発時の音や煙、混乱を思い出させてＩＥＤの衝撃トラウマを解放するように促していたら、彼の驚愕反応はさらに激化し、さらに深く身体のなかに閉じこもることになっていただろう。

実際、二〇一四年にテレビ番組の『60ミニッツ（*60 Minutes*）』〔アメリカのドキュメンタリー番組〕で、持続エクスポージャー療法を受けた兵士たちが紹介された。最後に、治療を受けて気分がよくなったかと質問されたとき、上官の目を意識したのか、ある兵士は言った。「ああ、たぶんね」。しかし、少しでも身体を読むことができるものであれば、この兵士の容体はさらに悪化しており、よりひどい「シャットダウン」に陥っているのは明らかだった。

もし全身の驚愕反応に対処し解放をもたらすより前に、レイに、彼の深い怒りと罪悪感、悲しみに対処するよう強く促していたら、これらの激しい情動は強化されて、再トラウマ化していただろう。まず、衝撃トラウマを扱い、驚愕反応を解除し、人との密なつながりと支援によって、レイが自分の感情を感じ、穏やかに折り合いをつけることができるように導いた。この慎重かつ絶妙な治療の流れこそが、トラウマを解放していくカギなのである。この一連の流れを経たことで、レイは、愛着や傷つきやすさを家族に向けることができるようになり、さらには他の退役軍人にも、手を差し伸べることができるようになった。この草の根活動こそ、彼の新たな任務なのだ。真に誇り高い海兵隊員のレイに、彼の軍隊での働きと、退役後の新たな奉仕活動の両方に対して心から感謝の意を表する。

*1 臨床的な経験から、帝王切開で生まれた子供は、歩き始めの頃に最初に立ち上がろうとする力に欠け

ていることが多く見られ、成人してからも動作を始めることに問題を抱える場合が多いように見える。

*2 もちろん、ジャックが私の言葉の意味を正確に理解できたわけはないが、言葉以上に、彼が自らの苦痛を伝えてきて、それを私が「理解した」のだと信じている。

*3 スーザンの報告は、前論理的関連ネットワーク様の手続き記憶の記憶痕跡が形成されていることを示していると考える。後で触れるように、これは二年後の四歳半での「検診」時に残っていた。

*4 混乱を避けるために明記するが、衝撃反応を視覚的に活性化するために、時空間的四象限内で指を動かしたことは、ＥＭＤＲとは一切関係ない。

*5 このエクササイズの詳細については、『身体に閉じ込められたトラウマ』を参照。

*6 このような感情の処理は、爆発による衝撃反応を十分解放してからでなくては不可能である。レイとの最初の三回のセッションで、衝撃反応の処理を十分に行った。それでも、衝撃反応の残渣が、セッションの中に散見されたため、必要に応じて処理を進めた。

第7章　真実の罠と虚偽記憶の落とし穴

過去を持ち出してもよい。ただしそこから何かを構築できるなら。

――ドメニコ・エストラーダ

第4章で、私とローラがミティンクァイ公園で体験したハプニングを思い出してほしい。竹やぶで遊んでいた子供たちを、忍び寄る捕食動物と勘違いした話だ。われわれは非常に危険性が低い場合でも、まずは危険だと認識する「擬陽性への偏向」を進化の過程で身につけてきた。しいて言えば、われわれは進化の犠牲になっているようなものだ。自然界では、擬陽性であっても悪影響は少ない。したがって、危険に晒される可能性が高くても低くても、いずれにしても危険だと察知する傾向性がわれわれには生来備わっているのである。

このように、われわれは危険に対しては強烈な偏向を持つうえに、そこで感じられた否定的な感情の強度によって、ある事態が危険であるか否かを判断してしまう。簡単に言えば、恐れや怒りの感情が激しくなるほど、本物の脅威が迫っていると判断するように、神経系が「配線」されているのである。つまり、恐れや怒りが強ければ、これは本物の脅威であり、基本的な生き残り反応である「闘争／逃走」反応を使って、総力を挙げて対応しなければならないと判断する。言い換えれば、「感情強度と事態の深刻さを同一と考える」のである。感情は考えに影響を与え、考えは感情を強化する。

この正のフィードバック・ループこそが、「真実の罠」であり、セラピーにおいて偽の「回復された記憶」が生じる可能性があることと関連している。こうした強い感情が起きてくると、理性はその理由を「説明」するイメージを提供しようとする強い傾向性を持っている。そのためにこの「罠」は強化・促進される。

たとえば幼児期に、ある医療行為を受け戦慄体験をしたとする。そして、現在は戦慄と激怒という過剰な反応だけが知覚されている。そして、実際には「医療行為」という身体への侵害が行われたのだが、それを誤って「拷問やレイプ」として視覚化してしまうのだ。さらにセラピストの個人的な解釈を聞かされたり、グループの共通のテーマが「虐待」であったとすると、強烈な感情の洪水が、この解釈やテーマと合体してしまう。クライアントは誘導され、でっち上げられた「フラッシュバック」を経験する。こうした反応はさらに激しい感情を引き起こす。そしてこの強い感情ゆえに、この解釈は真実であると記憶する可能性がある。われわれは、強い感情を体験しているときには、一歩引いて観察し、評価する能力が低減するようにできている。したがって、誤った属性へと容易に流されてしまう。そして、時にはどう考えてもあり得ないことであったとしても、「これは実際に自分の身に起きたのだ」と信じ込んでしまう。

この落とし穴は、セラピーにおいて、誤った解釈で誘導されると、それがどれだけ害になり破壊的になるかを警告している。強烈な感情を喚起させる経験に付随しているイメージと物語は、虚偽記憶を作り出すだけでなく、人生を前向きに生きることを困難にする恐れがある。

もちろん、多くの子供が虐待に晒されているという事実は疑う余地はない。しかしセラピーにおいては、記憶が真実かそうでないかは第一優先課題ではない。クライアントは脳と身体に刻み込まれた記憶痕跡、つまりは感情、気分および行動を支配している手続き記憶と情動記憶に囚われている。したがって、クライアントが語る「物語」が事実であるか否かは別として、クライアントが体験したことの衝撃と影響は、まぎれもない真実であり、それが重要なのだ。セラピストであり、癒し手であるわれわれの使命は、トラウマの内容に関わらず、神経系に溜め込まれた巨大な生存本能のエネルギーを解放できるよう助け、それによってクライアントがより自由になり、平和と安寧を実感できるようにすることである。

真実の罠

「真実の罠」は日常的に存在しており、破壊的な影響力を持っている。自分が配偶者や知り合いとひどい口論をしたこと、あるいは誰か他の人が必死になって言い争っているのを見たときのことを思い出してほしい。第三者として観察していると、いかにして争いがエスカレートしていくか、そして相手の言い分を聞けば聞くほど、攻撃されたと感じてますます自分の言い分に固執していく様子が手に取るようにわかる。

このように、感情が激高すると、その激しさゆえに、「自分が正しく相手の言うことはすべて間違っている」と考えてしまう。自分が感じていることこそが真実であり、それゆえ他者が感じていること、あるいは信じていることは危険な間違いであると、それぞれが確信してしまうのだ。これは、われわれが白か黒かという「**絶対的な真実**」に偏りがちな傾向性のためであり、特に激しい感情にとらわれているときは、それが義憤となる。このような「真実」が及ぼす影響について知りたければ、右翼でも左翼でもかまわないので、ＡＭラジオやテレビの政治討論番組を見ればよい。講演者たちは、怒りの力を活用して、支持者を誘導し自分たちの政治的商品を売りつけている。

ある状況を「真実と知覚すること」、言い換えれば「思い込みの強さ」は、そのときの感情の強さに比例していると先に述べたが、これをまったく異なった視点から検討してみよう。恐れや戦慄、怒り、激怒などの強い感情があるとき、「強く思い込む」という力動が働くことはすでに見てきた。

一方、高揚感や恍惚感など、ポジティブで強い感情を持ったときもこの力動は働く。さらに、集団での激しい呼吸や動きなどを用いた儀式によって引き起こされる宗教的恍惚感が、その暗い側面を見せることがある。こうした恍惚感により、人々は共通の信念を絶対的に正しい、つまりは「真実」と考えてしまうのだ。特にカリスマ的なリーダーに指導されている場合、「信者たち」は、彼ら以外のすべての宗教は本質的に「悪」であり、彼らの存在を脅かすものだと感じてしまう。すでにわれわれは、激情に突き動かされた悪質な「十字軍」や戦争をさんざん見てきた。

要約すれば、われわれには進化上は有利だった擬陽性への偏向があるうえに、激しい感情がさまざまな形で「知覚された真実」と結びつくことがあるということだ。そしてこの二点が、臨床にも影響を与えることを理解することが極めて重要である。

宗教的過激派や、進化生物学と同じく、セラピーでも感情が激しければ激しいほど、信ぴょう性が裏付けられたと感じてしまう。あらゆるイメージ、示唆、信念などは、強い感情を伴うと、本物のように、つまり事実のように見えてしまうのだ。強い感情を伴うカタルシスを用いた「記憶回復」セラピーでは、同様の高揚がしばしば体験される。こうして感覚、感情、イメージを伴う想起された記憶の混合物は、現実的であるか否かに関わらず、しばしば本物で「事実」だと認識される。特に恐ろしい出来事の記憶がよみがえった場合、その時点で激しい感情を体験する。グループの他のメンバーが自身の恐怖、戦慄および激怒を生々しく表現しているときには、なおさら「自分の記憶も正しい」と思い込みやすい。またこのような状況で、セラピストから暗に何かを示唆するようなヒントや誘導尋問を受けると、影響を受けやすい。*1 さらに、多くのイメージや暗示が与えられると、苦痛はより一層激しくなる。こうして感情が高ぶっていくと、より「本物」と思われる記憶がよみがえってくる。付随した感覚と感情が激しいほど、「見せかけ」の記憶であっても、それが真実であると強く思い込むようになるし、その思い出したものがつらいものであればあるほど、さらに強く自己防衛的になる。

ここまでくるとほとんど宗教的ともいえる強い信念になってしまい、治療によって解放をもたらし、人生を前向きに進む力を阻害してしまう。だからこそトラウマの記憶は、比較的静かで落ち着いている「今・ここ」の経験という基盤から取り組んでいかなくてはならないのだ。同じ議論を繰り返していると思われるかもしれないが、これはトラウマセラピーにおいて今まで認識されていなかった非常に重要な点で、これはいくら誇張してもし過ぎることはない。

ここまで記憶の誤りについて指摘してきたが、それでも性的虐待の発生率は驚くほどに高く、その影響は生涯にも及び、人生を深刻に蝕む。これもまた重大な事実であることは、しっかりと認識しなくてはならない。現在、アメリカでは人種および社会経済状態に関わらず三九〇〇万人以上もの人が、子供時代に性的虐待を体験している。明らかにこれは稀な出来事ではない。このようなことは子供にとって深刻な裏切りであり、セラピーの場で慎重かつ的確に対処されなければならない。この「聖痕」の最終的な癒しは、再び快感を得ることができるようになること、さらに親密で喜びにあふれた性的交流を楽しむ力を取り戻すことである。[38]

記憶の操作について

一九八九年のことだが、ブラッドという若い男性が紹介されてやってきた。彼は「記憶回復」セラピストによる治療の後に、慢性的な重度のうつを患っていた。そのセラピストは初回アセスメントの段階で、ブラッドは「儀礼虐待の犠牲者である」という見立てを行った。セラピストの実際の言葉はこうだった。「こう申し上げなければならないのは残念ですが、あなたの症状は他の儀礼虐待の患者さんとほぼ一致しています」。

この「診断」から一年間、ブラッドは、このセラピストのグループ・セラピーに参加した。ブラッドは、感情の爆発を伴う解除反応を起こすとともに多くの「記憶」を回復したが、それは同様に診断されたグループ内の他のメンバーの記憶と非常に似通っていた。

ブラッドは私のセッションを受けることを希望した。そこで私はブラッドに身体感覚を感じることについて説明し、いくつかの基本的なグラウンディングとセンタリングのエクササイズを教えた[39]。そして、彼の身体に感覚が湧き起こってくるごとに、どうやって感覚のトラッキングをするのか教えた。こうしたスキルを教えるとともに、「記憶を探ることはしない」と念を押してブラッドを安心させ、「『今・ここ』の身体感覚」の探索を続けた。

私とブラッドは、彼の内受容的世界における多彩なニュアンスを探っていった。私は、ブラッドが背中の下のほうをやや曲げていることに気づいていた。身体感覚を一五〜二〇分くらいトラッキングした後、ブラッドに、背中の下のほうを曲げていることに注意を向けるように言った。彼は自分がこのような姿勢をとっていることに気づき、背中を曲げているところに意識を向けてみた。すると、恐怖と嫌悪に満ちた感覚がしてきたという。ブラッドは、骨盤が自発的に後方に引っ込むとともに、性器が「無感覚になる」と言った。実際、もしこの瞬間にブラッドを誘導したら、簡単に「虚偽記憶」を呼び起こすことができただろう。

そうする代わりに私は、ブラッドにまず手足、つまり身体の末端の部分を感じてから、次に性器の不快な感覚を感じてみるように促した。手足は、自然でよりグラウンディングしていると感じられており、一方性器は不快感を持っていた。そこで、手足を感じてから性器を感じ、その二つの間で意識を行ったり来たりさせてみるように促した。こうすることで、ブラッドは不快感と十分「距離」を保つことができ、圧倒されることなく不快感を意識することができた。手足のグラウンディングした感覚と、性器が収縮し無感覚になるという不快感との間を行ったり来たりすることで、彼の不快感への耐性が強化され、身体感覚に意識を向け続けることができたのだ。

このように内受容感覚のなかで行ったり来たりしていると、背中を曲げる動作に伴って、それと関連した身体感覚がよみがえってきた。突然ブラッドは、母親が当惑した顔で乱暴に彼のペニスから絆創膏をはがしている姿を、はっきりと思い出した。ブラッドは一二歳のとき、医療的に包皮を除去する必要が生じ、その処置の後、母親が乱暴に傷を洗浄し絆創膏を貼ったのだ。これが彼のうつを引き起こしている原因であると証明することはできないが、私はそのイメージ自体には疑問を持たなかった。そこで、私たちはこの新しいイメージと背中を引っ込める動作を統合してみることにした。

私はブラッドに、自己防御のために背骨の下部を後ろに引っ込めようとする動きを続けながら、この動きと、母親の怒りと恥に満ちた顔という強烈なイメージの間で意識を行ったり来たりさせるように促した。ブラッドは背中を後ろに引っ込めていき、彼の背中は完全な弧を描き、これ以上曲がらないところまでに達すると、その動きは完了した。そしてブラッドは、解放と安堵の波を感じた。身体が震え、まず自発的に深く息を吸い、そしてゆっくりと吐き出した。ブラッドは、母親の思いやりのない仕打ちと、以前のセラピストによるまったく不適切で誤った操作的指導の両方から、最終的に自分自身を守ることができたのである。グループセッションで繰り返し体験したような暴力的な解除反応は起きず、このセッションでは一筋の涙が静かに流れただけだった。それには悲しみと怒り、そして安堵が込められていた。

そしてブラッドは、初めて「身体記憶」と、「理路整然としたナラティブ」を結びつけることができた。このナラティブは、他者にも説明することができるものだった。そこでブラッドは、公的機関の担当者にこの話を説明した。彼は不適切なセラピーに関する公聴会で証言し、セラピストの免許は一時停止された。正当な法的手続きをもって、彼は不正を正すことができた。こうしてブラッドの未完了だった自己防衛反応はあらゆる意味において完了された。

明らかに偽りであることがわかるにもかかわらず、本物であると信じ込まされている場合、非常に深刻な結果をもたらすことがある。特に悪意ある例を見てみよう。警察で容疑者に強烈な圧力をかけながら、虐待的かつ攻撃的に尋問し、その間に、明らかに虚偽であるとわかっていることや、少なくとも一貫性がない要素を吹き込んでいくと、虚偽記憶が形成される。その後に尋問されると容疑者は、先の尋問中に吹き込まれたことを「まぎれもなく自分が体験したことで、本物である」と信じ切って語ってしまう。

多くの事例において、虚偽記憶は容疑者に深く刻印されている。そしてそれらの記憶は一貫性がない。そして裁判の際に検察側は、容疑者の記憶に一貫性がないことを、容疑者の自白に信用性がないということを印象付けるために利用する。驚くことに、無実の人々の多くは、自ら有罪だと信じてしまう。この虚偽記憶は、生涯続くこともある。実は自分は無実であり、騙されていたのだということに気がついても、残念なことに「時すでに遅し」である。DNA鑑定の証拠か目撃者の取り消し証言によって、決定的に無実が証明される場合以外は、なすすべがない。*2

邪悪な警察が尋問で虚偽記憶を植えつける方法は、意図的に虚偽記憶を作り出す恐ろしい事例だが、先のブラッドの例のように、セラピストからのほんのわずかな暗示によってでさえ、虚偽の記憶が埋め込まれ、長期にわたって強い影響を与えることがある。たとえば、「お父さんとの関係について少し教えてくれませんか?」というような悪意のない質問をされても、もしクライアントがすでに何か侵害が行われたのではないかと感じていると、その考えと結びついてしまう可能性がある。こうしたセラピー上の誤りは、特にクライアントが興奮状態にあり、「囲い込みがなされておらず境界線が引かれていない」状態の「恐れ／戦慄」または「怒り／激怒」を感じているときに起こる可能性が高い。

人はこのようにいともやすやすと虚偽記憶を受け入れてしまうが、これは「『なぜ』自分はこのように感覚的にも感情的にも苦しいのか」を自分自身に説明したいと切望することからくる。この「説明欲求」は、生き残りのための方略に基づいている。つまり、記憶庫の中から先行情報を検索し、過去に成功した手続き記憶痕跡である運動性方略を洗い出して、現在の生存の確率を高めようとする本能的な行為なのだ。

苦しみの渦中にあり、セラピーを受けに来るクライアントは、「脅威に晒されている」状態への解決を求めている。そのためクライアントは、今の脅威を緩和するのに役に立ちそうな過去の方略を求めて、記憶庫をくまなく探ることになる。この「検索エンジン」は、駆り立てられるように、現在の状況に一致するあらゆる感覚やイメージ、行動、つまりソマティック・マーカーと記憶痕跡を捉えようとする。

先にも触れた通り、この生物学的な原動力は、現在の苦痛、つまり認識された脅威を緩和するための有効な方略を捉えるよう意図されている。しかし、これらのソマティック・マーカーは、明確な自己防衛および保護行動が行われない場合には、再活性化を続ける。有効な行動が起これば、覚醒状態は落ち着きに向かうが、そうでないと感覚とイメージが苦しみをますます高めていく。活性化の正のフィードバック・ループが、自らの活性化によってさらに強化される。あたかもスピーカーにマイクを向けると、キーンといやな音が響き渡るようなものだ。(85ページ・図5.1参照)。トラウマの正しい知識を持ったセラピストの導きがないと、この悪循環が果てしなく続き、クライアントは苦痛、激怒、戦慄、圧倒および絶望の激しい渦に押し流されてしまう。出口がない状態、つまり効果的な行動がとれなければ、トラウマの再体験という無限地獄に閉じ込められてしまうのだ。

トラウマのブラックホールからの脱出

第5章と第6章でも説明した通り、トラウマの渦と「説明欲求」からクライアントを導き出す第一歩は、現在の活性化を下げることである。そして次に、クライアントが身体感覚を感じ、未完了になっている感覚・運動反応にアクセスし、「行動と感覚に基づいて」内受容的に完了を経験できるよう導くことだ。比較的落ち着いた状態であることと、具体的な動きをすること、という二つの要素によって、再トラウマ化という否定的な結果をもたらす正のフィードバック・ループを打ち壊すことができる。繰り返しになるが、激しい感覚と感情から一歩引いて、それを観察し軽減することができたとき初めて、生き残り反応を適正に選択、修正する余裕ができるのである。

SE™は、タイトレーションすることと、支持的で力づけるような内受容的体験をともに喚起することによって、トラウマと結びついた潜在記憶と手続き記憶の「解毒」を行う。牙をむいていたトラウマの牙を抜くのである。同時にセラピストとクライアントは、生物学的な防御反応の完了を促進させることで、極度の覚醒状態を低減させ、自己調整を促す。セラピストが作り上げた安全で支持的な文脈の中で、クライアントはイメージと、時には内的に行われるだけの精妙な動きによって、阻害された自己防御反応を完了する。これによって自律神経系の解放が起こるが、それはしばしば、熱、わずかな震え、涙およびその他の自発的な動きを伴う。いったん固有受容性の生物学的完了を体験すると、その記憶の強烈なエネルギーは消失する。そして、それは通常の記憶のように自伝的な海馬の時系列に統合される（図7．1を参照）。

次に、ブラッドが「『記憶回復』セラピー」を受けている間、彼を捕えていたおぞましいフィードバック・ループを打ち破るために行った私の手順について説明する。苦痛をもたらしていた悪循環に、どのような「再交渉」を行ったか、簡単にまとめてみよう。

セッションでブラッドと私は、より静かな状態を作り、身体の中心を意識し、彼を長いこと苦しめていた「記憶」に対して、少しずつ取り組むことにした。「『記憶回復』セラピー」以前にも、ブラッドがうつ病を患っていたか否かは、大きな問題ではない。ブラッドはうつ病を治療したいと思ったのがきっかけでセラピーに参加した。しかし、「『記憶回復』セラピー」を受

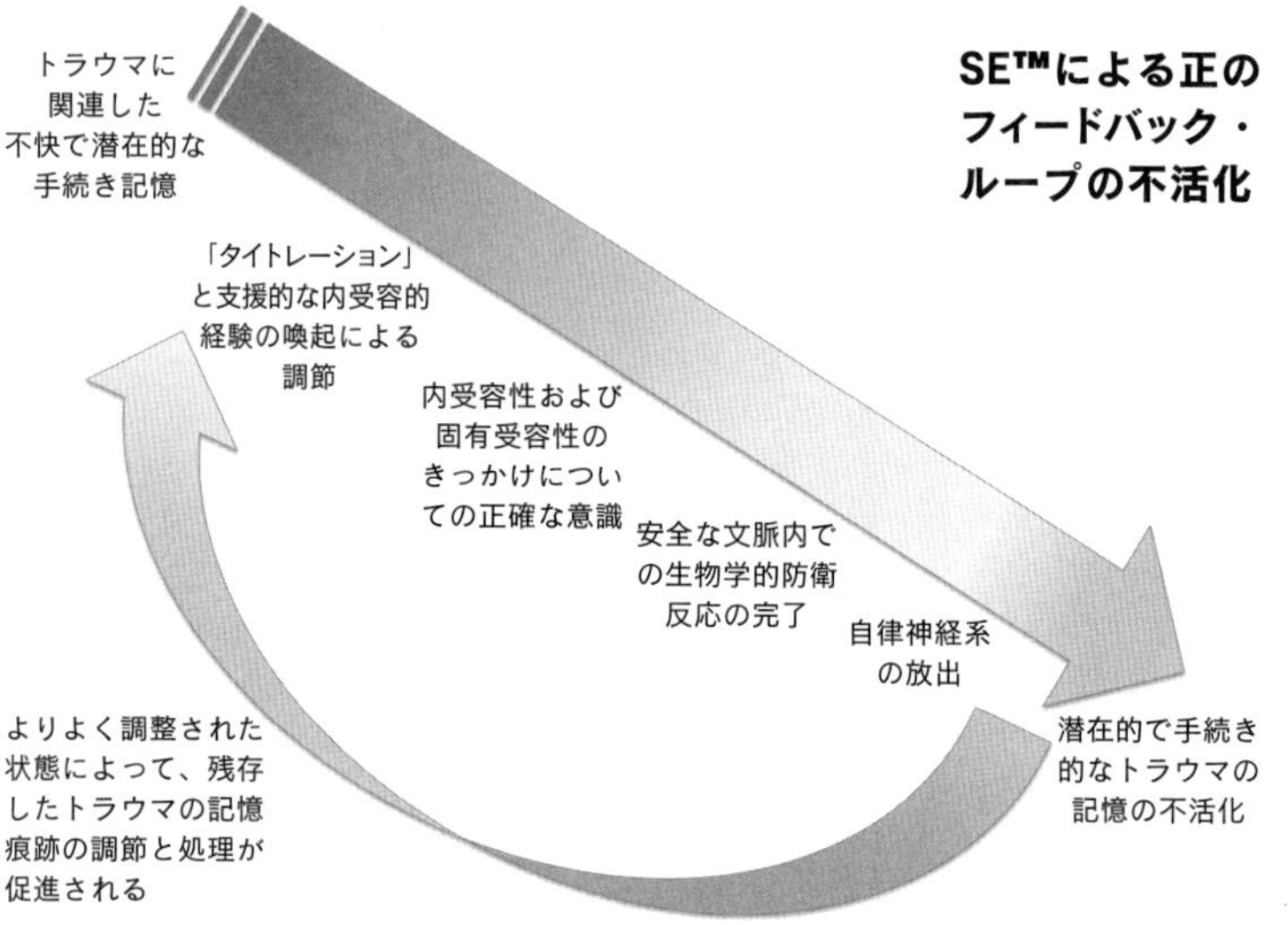

図 7.1　トラウマに基づく情動記憶と手続き記憶の不活化 [40]

けて以降の一年間、彼のうつ病は軽快するどころか、さらに悪化した。

ブラッドが新たな進展を見せることができたのは、直ちにトラウマの原因を突き止めたいと思う強迫的な衝動を抑制し、まず「今・ここ」の身体感覚を十分感じられるようにしたためである。「『記憶回復』セラピー」では、何度もトラウマの渦に巻き込まれていたが、私とのセッションでは、まずはじめに身体に焦点を当て、彼の恐れと覚醒を脱活性化させた。これによって、圧倒され、トラウマのブラックホールに吸い込まれていくことなしに、深層にわたる不快な感覚を徐々に探ることが可能になった。このようにソマティック・マーカーである今の瞬間の内受容的意識を持つことで、ブラッドは身体的な反応が起きてくるのを体験することができ、これがあったからこそ、そこに有効に働きかけることができたのである（図7．1参照）。

骨盤と性器が後ろに下がっていくのを意識していると、彼が包皮の切除手術を受けた傷に対して、母親が乱暴に処置し、ひどい痛みを感じたことが思い出された。そしてそれに対する有効な対応をとったのである。母親の乱暴で無神経な処置であれ、何か別の性的虐待であれ、こうした身体を基盤にした自己効力感の回復を行うことは可能である。もう一度言うがその過程とは、「今・ここ」の身体の感覚を安定させることから始まり、落ち着かない不快な身体感覚とイメージの下にある「手続き記憶」にまで遡り、未完了になっていた自己防衛反応を完了させることで、苦痛から解き放たれて自己効力感を持つ状態にまで移動したのである。これは、第4章で論じた「再交渉」の過程を見事に再現している。

唐突な告白

さて、ここで私は不謹慎にも他人に虚偽記憶を植えつけてしまったことに、罪悪感を持ち続けていたことを告白しなければならない。記憶を操作することを知ったのは一〇歳くらいのときだった。手品ショーを見物したことがあり、そのときの手品師の手品だけではなく、催眠術に魅了された。それは驚くべきものだった。ある見物人の女性を「トランス」状態にさせ、手品師の頬にキスしたり、鶏のように鳴いたりといった、あらゆる種類のことをやらせた。私はその能力に大いに興味をそそられた。次の自分の誕生日プレゼントには、もちろん手品の道具一式をお願いした。

その週にベビーシッターのミッシェルが私たち兄弟の世話をしにやって来た。そこで私は早速新しい技を試してみることにした。かつて見たことがある手品師と同じ方法で、彼女に「催眠をかけ」てみた。そしてミシェルに、彼女は実際に鶏のように鳴き、服を脱いだのだ、と「後催眠暗示」をかけた。一〇から〇まで逆に数えて、ミシェルに目を開けるように促した。彼女は混乱した表情でまわりを見回した。私と兄弟たちは彼女がとんでもない行動を取ったことは確かだと伝えた。彼女はひどく恥ずかしがった。もしかすると、私たち子供に調子を合わせてくれていただけかもしれない。しかし残念なことだが、私はそうは思わない。私たち兄弟が、彼女に恥ずかしい虚偽記憶を植えつけたことは紛れもない事実だと思われる。

それはさておき、第1章で言及したように、エリザベス・ロフタスと同僚たちの業績によって、「トラウマの虚偽記憶」と同様に、虚偽記憶の植えつけは多くの異なる暗示的な方法を用いて、比較的簡単に行えることが明らかになっている。したがって、セラピストは虚偽の記憶が生成される可能性があることに注意を払う必要がある。一方、ロフタスは、トラウマに関する手続き記憶の本質と重要性、および柔軟性については、十分理解していないように見える。記憶は本質的に、自己効力感の回復と安寧の再構築に向かっているのだが、記憶が「どのように」流れ続け、一生の間に繰り返し何度も書き換えられるかについての治療的意味合いを、おそらくロフタスは完全に理解していない。何のために誰によって記憶が書き換えられるのか、これが真に重要な課題なのだ。

*1 催眠療法、または催眠分析では、被暗示性の要因が存在する。実際、催眠術は被暗示性が高い状態として定義されることがある。したがって、この種のセラピーには非常に多くの訓練と技術、さらに細心の注意が必要とされる。

*2 この混乱の微妙な取り扱いについてはテレビドラマ『レクティファイ（*Rectify*）』（Sundance TV）を参照。

第8章　記憶の分子

再固定――記憶の錬金術

脳の役割は、過去から選択し、消去し簡素化することであり、過去を保存しておくことではない。

――アンリ・ベルクソン、『現在からの贈り物と記憶の誤り』（一九〇八年）

一九五〇年代に、著名な実験心理学者のドナルド・O・ヘッブは、「同時に発火した細胞は結合が強化される」という、おなじみの概念に基づいて、記憶の神経的作用機序を説明しようと試みた。[*1] すべての記憶の生成は、**脳細胞の接続が変化することから始まる**。記憶が存在するためには、かつては独立していた細胞がお互いの活動に対してより感度を増す必要がある。ヘッブは、ニューロンが自らの電気的興奮を、隣接するニューロンのレセプターである樹状突起へ送り込むにあたって、シナプス間隙と呼ばれる化学物質を帯びたシナプスを介すると伝達が

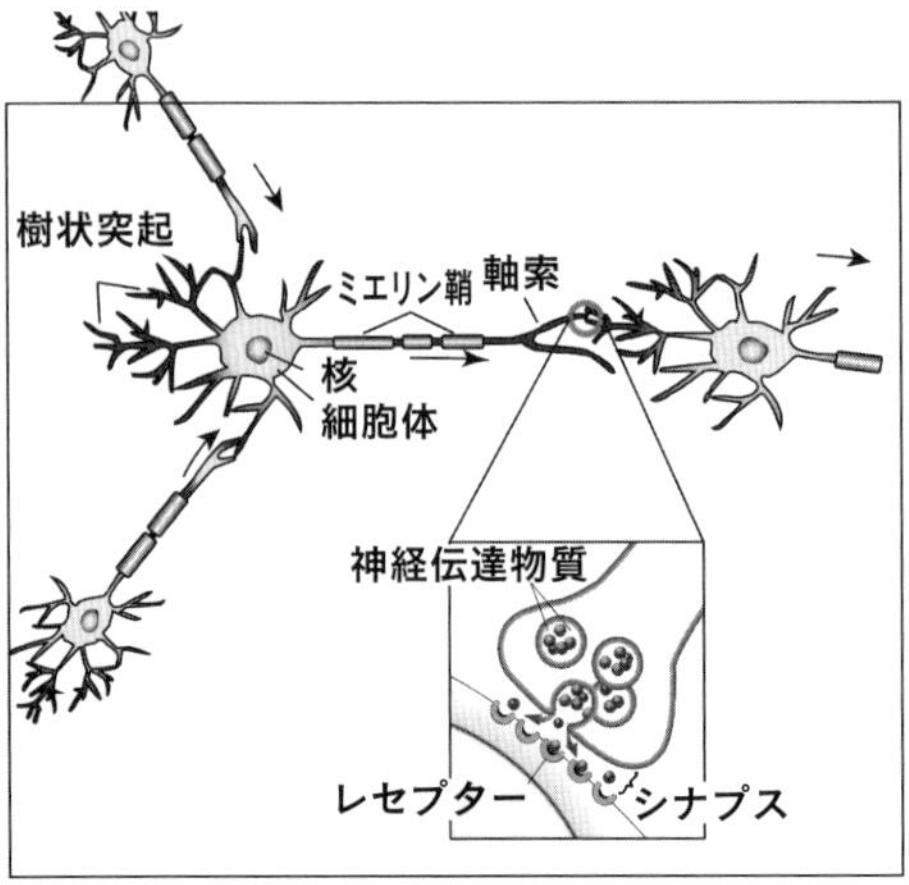

図 8.1　基本的なシナプス

より容易になると論じた。[41]

一九七〇年代はじめの研究によって、ニューロン伝達の分子構造がさらに詳しく明らかになった。もっとも有名なものはノーベル賞受賞者のエリック・カンデルによる研究である。下等なウミウシ（アメフラシ）の単純「巨大」神経細胞を使ったカンデルの研究では、いくつかの条件付けによって、このカタツムリの反射を修正できることが発見された。ニューロンが互いに情報を伝達しあう方法に変化を加えることができることが明らかになったのだ。

カンデルはカタツムリのニューロンについて、短期記憶と長期記憶の両方を研究した。彼はこの研究において、短期の印象である「鋭敏化」が、長期の記憶痕跡を形成する「強化」に変化する際に、何が起こるかという謎に取り組んだ。短期の伝達では、細胞間のニューロン伝導において過渡的な変化があるものの、解剖学的な変化は認められなかった。一方長期記憶では、新たなニューロン結合によって永続的かつ機能的、構造的変化が生じることが発見された。隣接したニューロンのシナプス後部樹状突起に、新たなレセプターが作られていたのだ。

また、これにより神経細胞の情報伝達に使用された神経伝達物質の放出が増加した。ニューロンは、その軸索に沿って新しいイオン伝導チャンネルを生じさせることさえある。新しいチャンネルができれば、電圧を高めて伝導速度を増し、シナプス間隙にさらに大量の神経伝達物質を放出することもできる。つまり、これらの解剖学的、機能的な変化によって、長期の強化、つまり長期の記憶保存がもたらされ、記憶の「強化期」と呼ばれるものが形成される。[42]

カンデルの独創的な業績から四〇年余、博士課程を修了した若い研究者であったカリム・ネーダーは、「感情脳」という言葉を作った著名な研究者であるジョセフ・ルドゥーの神経科学研究室で働いており、別の角度から記憶の研究に取り組んでいた。ネーダーは、記憶がいかにして形成されるのかということだけでなく、すでに記憶が作られた後、それに「アクセス」したとき、つまりそれを「思い出す」際に何が起きるかに着眼した。先行研究から、記憶の確立には特別なタンパク質が必要とされることがわかっていたので、ネーダーは、後に長期記憶がアクセスされ、思い出されるときにも同様のタンパク質が作られるのではないかと考えた。この仮説を検証するために、ラットの生体脳の記憶固定タンパク質の合成を一時的にブロックし、記憶が変更されるか否かを検証した。

ルドゥーはネーダーの研究に非常に懐疑的だった。たとえラットが記憶にアクセスする間にタンパク質合成をブロックできても、元々の電気回路はそのまま保たれるので、記憶も同様にそのまま保たれるだろうと異議を唱えた。さらに、ラットが記憶にアクセスする間にタンパク質合成をブロックすることによって、「記憶喪失」を誘発できるとしても、それはせいぜい一時的な「記憶喪失」にすぎないだろうと論じた。ルドゥーは、長期強化の期間に形成される解剖学的構造および生化学的な変化はそのまま保たれているので、タンパク質合成の阻害が解かれると記憶は戻るだろうと考えた。

しかしこの実験は革新的なものとなった。多数のラットに、特別な、しかしごく中立的な音を聞かせ、その後苦痛を伴う電気ショックを連続的に与えて、二つを関連づけて記憶させた。この恐怖の条件付けの強化を数週間行ったのち、ネーダーはラットに連続的に電気ショックを与えることなしに、同じ音を聞かせた。しかしラットは電気ショックの恐怖に凍りつき、条件付けたときと同様の生理学的な覚醒反応を示した。それ自体はお決まりの「パブロフの犬」の条件反射で、目新しいものは何もない。しかしネーダーは、今回はタンパク質合成を阻害する特定の化学物質をラットの扁桃体、つまり「感情脳」の恐怖の中心に直接注射し、その後に音による暴露のみの条件付き刺激を再度繰り返した。[43]

ネーダーも、生真面目な指導教授のルドゥーも、ラットに音を聞かせたときに起こったことを信じられなかった。ネーダーの言葉によれば、「恐怖の記憶は去り、ラットは何もかも忘れてしまった」。ルドゥーとカンデルは、記憶の解剖学的構造と生化学的パラダイムは変化しないと論じていた。しかしネーダーは「思い出し過程における記憶の再構築は変更可能である」ということを目の前でやってみせ、それを完全に覆した。ルドゥーは、すっかり面目を失うことになった。彼の予測に反し、注射が持つ阻害効果が失われた後も、音への相対的な恐怖の欠如はそのまま長いこと続いた。なんとネーダーは、永久にかつ完全に恐怖の記憶を消したのである。

ネーダーが素晴らしい成果を残したカギは、タンパク質阻害剤の注射と記憶の想起とのタイミングを正確に調整したことである。ラットはタンパク質阻害剤の「影響下」にある間に、強制的に想起させられた「特定の音にまつわる固有の記憶」のみを忘れた。他の音に条件付けられていた恐怖は影響を受けず、その他の関係のない記憶も影響を受けなかった。記憶の消去は、特定の音に対して非常に特異的に行われた。簡単に言うと、**思い出しているときに新しいタンパク質生成が行われなければ、元の記憶は消滅するのである**。

記憶は、かつて考えられていたように、いったん形成されたら元のままに保たれるのではないということが、ネーダーの画期的な研究で明らかになった。記憶は形成され、「アクセス」される、つまり思い出すたびに新しく再構築されるのである。二〇一二年にジョナ・レラーはネーダーの研究に関して、「過去を思い返すたび、脳内の細胞を微妙に変容させ、その下層に存在する神経回路を変更している」と彼の論文のなかで引用している。[44]

「改宗」することになったネーダーの指導教授のルドゥーは、「脳は過去についての完全な記憶の一式を持つことには関心がない。その代わりに、記憶は更新作用を備えており、役立つ記憶のみが、頭のなかの重要なスペースを占めるようにしている。これによって私たちの記憶の正確性は多少落ちることがあるかもしれないが、現在および未来に、より関連のある記憶だけを保有しようとしている。つまり記憶を適応的にしている」と述べ、控えめながらもネーダーの発見に同意している。[45]

この一連の研究から得られた最大の発見は、思い出すたびに、新しい情報に基づき記憶が更新され、そこでは分子レベルの変化が起きているということである。言い換えれば、いかに過去が現在に根強く残っているかということだけでなく、いかに現在が過去を変える可能性を持っているかということが明らかになったのである。

現在の感覚とイメージを変えることによって、アクセスされた記憶はより強化されることになる。このことは、第5章のペドロと第6章のジャックとレイ、同様に第7章のブラッドの事例で、はっきりと示した。デンマークの哲学者セーレン・キルケゴールは、「神でさえ過去を変えることはできない」と言ったが、それは間違いだったようだ。一九〇八年にアンリ・ベルクソンは「脳の役割は過去を保存しておくことでなく、過去を選択、消去し簡素化することである」という理論を打ち出し、この誤りを正した。そこで、人々が記憶を変更し現実にうまく対処できるようになるように手助けするにあたり、自然主義的な方法をいかに活用するかということが今もっとも重要な課題になったのである。

薬理学的に記憶消去を行う場合、特定の記憶の想起に合わせて、タンパク質生成阻害剤投与を正確なタイミングで行うことが重要になる。ということは、自然でソマティックな行動によって介入を行うときも、特定の記憶にアクセスし、変更・変換されうる限定的なタイミングがあるかもしれない。これらの非薬理学的な方法においては、記憶は回復され消去されるのではなく、徐々に引き出され、段階的にアクセスされ、変更、更新され、学習されている。この自然な方法によって記憶を書き換える「錬金術」は、記憶を消去する薬剤と同じく、ほんの短い時間訪れる生物学的チャンスを活用している。しかし、その成果は記憶を消去する薬剤とはまったく対照的である。記憶消去剤では、思い出の織物に欠落部または穴が残されてしまう。このような記憶の抜き取りは、究極的には、理路整然としたナラティブの織物、つまり統合された自己の感覚を弱体化してしまう。

その一方で、この自然主義的な手法においては、前述の記憶を思い出し再強化する限定的な時間内に、トラウマを受けたときには圧倒されたか欠如していた内部の力強さと、更新された手続き記憶としてあらわれる力がアクセスされ、身体に落とし込まれ、再び活力を帯び、完全に完了し体現される。これはまさに第5章、第6章でペドロ、ジャックおよびレイが体現した過程である。ペドロの場合は、まず自分の手に力を感じた。彼は拳を握りながら力を感じ、拳を開いて、向こうへ伸ばし何かを受け取る動作を行った。このように適切に注意を向け、支持され、段階的に進めていくと、こうした本能的なリソースが表出されてくる。これは、記憶消去剤や多くのトラウマ・セラピーでは見逃されている重要な要因である。

「自分には力がある」と感じられる状態をまず作ってから、トラウマを受けた時点での記憶を「振り返る」と、元々のトラウマが起こった時点で、あたかもすでにこの力をふるうことができ、完全に機能していたかのように記憶が上書きされる。この新たに再強化された体験が、新たに上書きされた記憶になる。「今、力強く感じられている」という現在の身体的経験が、過去の記憶を大幅に変更するのである。この、新たに表出してきたリソースは、**過去と現在を結ぶ架け橋、つまり「記憶されている現在」になる**。

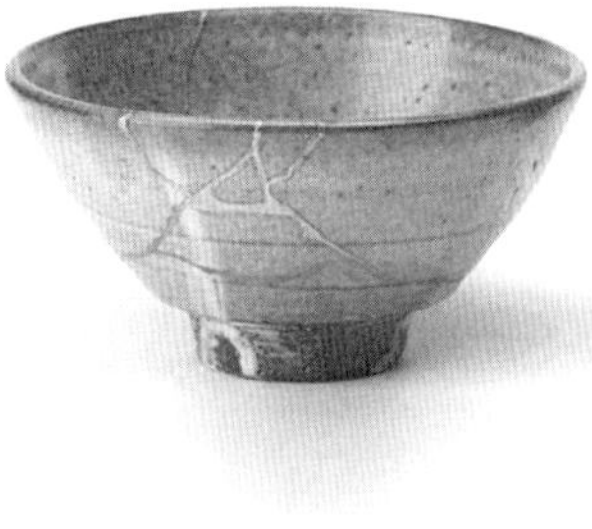

図 8.2「金接ぎ」

こうした方法を使えば、トラウマを引き起こすような出来事が起こり、激しく傷ついたという真実は保たれたままで、悲嘆と激しい怒りを通して、自己の尊厳と確固とした自尊心を取り戻すことができる。この「現在に基盤をおく自己への慈しみ」という土台から、記憶は徐々に軟化され、再形成され、個人のアイデンティティの織物へと再び織り込まれていく。これは、古い陶器の破片を金でつなぎ合わせて補修する、「金接ぎ」という日本の古い伝統を思い起こさせる。割れた陶器は、破片をつなぎ合わせることによって極めて美しい芸術作品へと変貌を遂げる。同様にこの方法論によるトラウマの傷の癒しを行うと、海の波が寄せては返すように、次第に力が満ちていき、調和、自己への慈しみ、尊厳が徐々に戻ってくる。これほど美しく価値のあることはないのではないだろうか？

治療におけるタイミングの重要性

1 いつのタイミングで記憶を思い出させるかは、治療の成果を決定づけ、記憶の影響力を変化させることに重大な影響を及ぼす。

2 持続エクスポージャー療法やＣＩＤ療法（Critical Incidence Debriefing）〔トラウマを受けた出来事を話し合う療法〕などを受け、繰り返しトラウマの再体験をしてきたクライアントを抱えるセラピストにとって、クライアントがトラウマになった出来事を思い出す間、恐怖、活性化、苦痛などを身体で感じており、そのために恐ろしい記憶は再固定化され、さらに強く印象付けられ、再強化され、潜在的に再トラウマ化する恐れがあることを覚えておく必要がある。

3 治療中にトラウマの記憶を扱う場合、成否を分ける重要なポイントがある。トラウマの記憶に働きかけて、望ましい成果をあげるには、トラウマの記憶に直接取り組む前に、クライアントが十分にグラウンディングし、自己調整がとれていて、力を感じていることを確認することが必要である。この安定が確保された後に、記憶の呼び起こしを行う。セッションの成否は、手続き記憶を思い出すタイミングと、その後のセッションを進めるペースによって決まる。さらに、セラピストはセッションの始めから終わりまで、クライアントの活性化を囲い込み、付随する感情を安定化させなくてはならない。

4

記憶を呼び起こす目的は、新たな情報を取り込むことによって、記憶を上書きし、将来起きてくるかもしれない困難に対して、より応答性を上げ、生き抜く能力を高めるためであることをしっかりと覚えておいてほしい。トラウマの記憶に関していえば、それらは概して手続き記憶および情動記憶である。記憶にポジティブな上書きをするカギは、トラウマを受けたときには圧倒され、未完了になっている自己防衛反応を同定し、効果的な生き残りのための反応を体験的に実行し完了させることである。言い換えれば、記憶を変更できる「限定的な瞬間」において、記憶を消去するのではなく、記憶が元々の不適応な形に再固定化されるのを防ぐことが必要なのである。これは、ペドロ、ジャック、海兵隊員のレイのケースで示したように、力が感じられるような新たな身体的経験の導入によってなされる。記憶が変化しうる限定的なタイミングは、トラウマを受けたときには失敗した体験を、身体を通して具体的な成功へと変換させる非常に大きなチャンスなのである。これこそが、トラウマの記憶を自然主義的な手法で変容させる真髄である。

次に、自然界のよい例を挙げよう。タイミングよく記憶を更新することで、適応的に進化を続け、捕食者から逃げおおせたり、生命を脅かす環境を回避したりできるようになっていく様子がよくわかる。

イギリスの放送局BBCが放映している『ナショナル・ジオグラフィック（*National Geographic*）』は、大変よくできた自然ドキュメンタリー番組である。そこで、ライオンがチーターの子供たちを追うシーンがある。追い詰められたチーターの子供たちは、木によじ登って九死に一生を得る。彼らは、ライオンがその辺りからいなくなるのを警戒しながら辛抱強く待つ。そして、一匹ずつ下に降り、ライオンがしたのと同じように、代わる代わる他の二匹を追いかける。遊んでいるように見えるが、チーターの子供たちは、実はこの間に逃げ延びるための複数の戦略や配置を試している。これにはなかなか感動を覚える。このように、チーターたちは一回だけなんとか逃げおおせて満足するのではなく、将来遭遇する捕食者からの攻撃に対して、あらゆる角度から自分たちの応答性を向上させ、逃げ伸びる確率を上げているのである。

一方、レイプ被害にあった女性が、戦慄と無力感を繰り返し追体験していては、そこから学べることはほとんどない。しかし、被害にあったときには、圧倒されて気づくことができなかった、危険の前兆や逃げる機会を見極める力を醸成していくことは可能である。「今・ここ」で、力が湧いてくるような本能的な反応を再び感じられるように導いていけば、長い間つきまとっていた恐怖、無力感、圧倒される感覚を緩和することができる。無力な犠牲者ではなく、力に満ちたサヴァイヴァーになるのだ。
もし被害女性が力強くきっぱりと境界を区切るように両手を挙げて、「やめて!」と大声をあげたら、レイプ加害者はその女性から離れる可能性が高いと、レイプ加害者自身が認めている。今や古典的といわれている研究だが、暴力事件で起訴された犯罪者に、ニューヨーク市内の混み合う交差点を行きかう人々のビデオを見せると、犯罪者たちは数秒内に、狙いやすい人を割り出した。さらに犯罪者たちは同じ人を選ぶ傾向があり、それは体型や性別、人種、年齢には関係なかった。なぜ特定の人だけに狙いを定め、他の人々には見向きもしないのか、犯罪者たちには自覚はなかった。しかし研究者たちは、いくつかの非言語的な信号を特定することができた。姿勢、歩幅、歩くペースおよびまわりへの意識の向け方などで、その人が簡単に圧倒されてしまうということがわかるのだ。
二〇〇九年のこの研究の論文で、チャック・ハストマイヤとジェイ・ディキシットは、「主な見分け方としては、『相互作用的同調性』の欠如と、『一体性』を欠いている歩き方である」と論じている。おそらく犯罪者たちは、調和と統制がとれていて流れるような動作が欠如した歩き方をする人を見分けているのである。犯罪者は、調和の取れていない歩き方をする人は、たぶんトラウマを抱えているせいで適応力にかけ、自信もないので、簡単に搾取することができると感じるのだろう。[46]
レイプのサヴァイヴァーに話を戻すと、彼らがセッションで新たに力を回復し、凍りつきと解離を解き、定位を取り戻すことが非常に重要であることがわかる。内受容的な意識を身体に取り戻し、かつては阻害され、未完了になっている手続き記憶を完了させることによってトラウマを解放することは、力に満ちた自己防衛反応、「今・ここ」の定位、一貫性、および自信とその流れるような表現を再び取り戻すことでもある。チーターの子供たちが、捕食者から身を守るための戦略を鍛錬することと、レイプのサヴァイヴァーが自信を持って自己防衛できるように力を取り戻すことの間には、類似点があるのだ。

記憶想起の方法とその臨床的な意義

■再体験

トラウマの詳細を聞き取るCID療法や持続エクスポージャー療法などのセラピーでは、トラウマを引き起こした出来事に関連した感情が、「脱感作」（繰り返し思い出すことにより過敏性反応が弱まること）していくことを前提として、トラウマの出来事を思い出し、再体験することを推奨する。しかし、CIDについては多数の研究がなされており、トラウマを引き起こした出来事の直後、まだ被害者の感情が高ぶっている状態でCIDを行うと、トラウマ体験を強化してしまい、苦痛がさらに拡大し、再トラウマ化の危険があると報告されている。[47,48] 繰り返しの暴露を伴う療法は、トラウマの再体験を繰り返し強迫的に求める衝動を生じさせてしまう危険がある。過覚醒によるアドレナリンの急激な放出、そして解離によるオピオイドの噴出という神経化学物質による刺激を、習慣的に渇望する循環を形成する恐れがあるからだ。[49]

■記憶の消去

記憶の消去は、タンパク質合成を化学的に阻害し、記憶の再固定化をブロックすることによって行われる。しかしこのために感情の記憶の「織物」に亀裂が生じる可能性がある。情動記憶と手続き記憶の間に理路整然としたつながりがあることによって、人は自らの存在への定位を行うが、これが欠損してしまうのだ。この「織物」によって、人は自らのアイデンティティと自己効力感を持つことができるのだが、記憶消去剤では、新たな反応と理路整然としたナラティブを形作る可能性が狭められてしまう。記憶消去を受けると、無意識の手続き記憶に対する意味不明の「きっかけ」だけが残ってしまう可能性がある。そしてそれはクライアントの身体的心理のなかに厳然と居座り、永遠に苦痛を生じさせ、トラウマの症状が目まぐるしく姿を変えながら残存してしまう危険がある。

■自然主義的アプローチとしての再交渉[50]

トラウマの記憶に苦しみ、セラピーを希望してやって来た人は、過度の活性化を示す「過覚醒」の状態にあるか、逆にシャットダウンし無力感に満ちた「低覚醒」の状態のどちらかである（86ページ・図5．2参照）。

セラピストは、クライアントが出来事の記憶を語りたがることも十分に認めたうえで、クライアントにしばらくの間、その記憶を「横において」もかまわないかを尋ね、「今・ここ」の身体に基づいた感覚に注意を向けるよう促す。そうすると活性化またはシャットダウンが軽減し、調節機能がいくらか回復する。そしてこの基盤のうえで記憶を呼び起こし、クライアントが圧倒されてしまうことなく、記憶を処理していく。

囲い込みがしっかりできていて、落ち着いており、より能力が高まった新しい「今・ここ」の経験を基盤に、クライアントは慎重に導かれ、一度に一つずつタイトレーションしながら記憶を再現する。記憶が回復された後、その興奮が収まり、適正な反応力が回復されたのを見極めて、また次へと進んでいく。

この新しい身体経験は古い経験と統合され、新たに上書きされた手続き記憶を形成する。この新しい記憶は、新たに再固定される。かつて圧倒され無力だったという古い記憶は、力を取り戻した自分という新たな記憶によって上書きされ、トラウマの記憶は「分子的に置き換え」られる。[*2]

「機転が利き、力がある自分」という新しい手続き記憶と情動記憶を手にしたクライアントは、セラピストに導かれて再び「今・ここ」に戻ってくる。そこでセラピストとアイコンタクトを取り、徐々にセラピストとやり取りを再開する。そして記憶のさまざまな要素を吟味し共

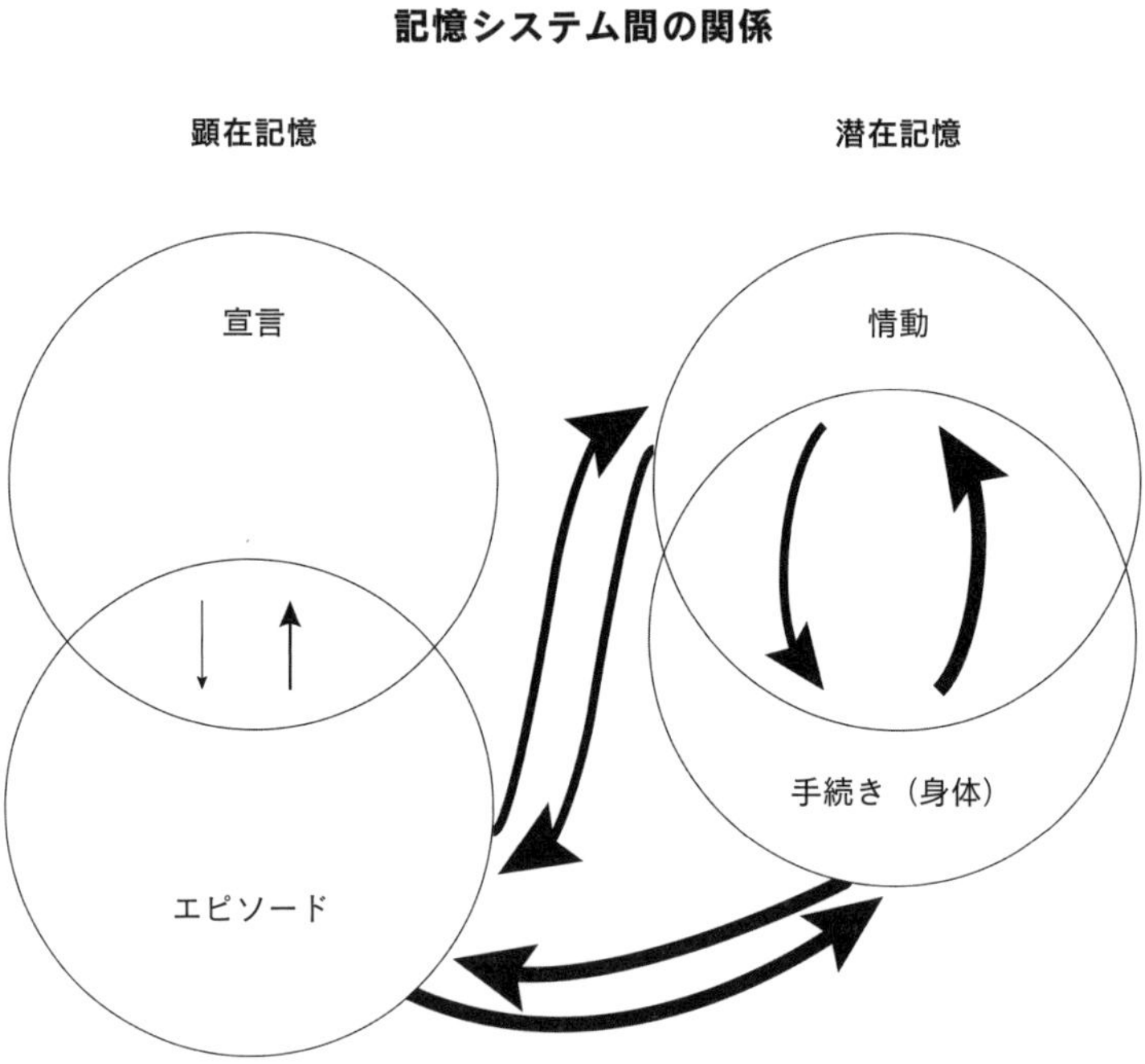

図 8.3　記憶システムの統合

有する。情動記憶、エピソード記憶および宣言的記憶は、理路整然としたナラティブに統合される（図8．3参照）。この過程によって、クライアントは自己を振り返り、自己への慈しみを持つ力が高められる。

自然主義的な方法で変容をもたらすことができるのは、第5章で述べたaMCC刺激の研究に見られるように、われわれの本能のなかに、物事を完了し、力をつけようとする強い原動力があること、そして進化のなかで培われてきた成功とやり遂げる力が存在するからである。

過去、現在および未来の記憶の変異性

過去二〇年以上にわたって、CIDや持続エクスポージャー療法が広範囲に応用されてきたが、それらの療法には重大な禁忌と複雑性があることがわかっている。現在では、記憶を修正する自然主義的な方法が有効な代替療法として出現してきている。しかし臨床で確たる成果を出すには、セラピストへの慎重かつ本格的なトレーニングが必要であり、またエビデンス・ベースの療法として確立するには、さらなる研究が必要である。

薬剤で記憶を消去する方法は、巨大製薬企業と「自然科学」にとっては、たまらない魅力であろう。しかしこれは化学物質によって「臭いものには蓋をする」ことにすぎない。この未来の魅力的な治療がどのような結果をもたらすか、検討してみよう。

記憶消去の将来――愚か者の愚行?

無垢な心はなんと幸せなことか!
世界は忘れられつつある
忘れられた世界によって……
汚れなき心の永遠の陽光よ!

――アレキサンダー・ポープ

忘却するものは幸いである
忘却はよりよき前進を生む。

――フリードリヒ・ニーチェ

過去を思い出さない者は、同じことを繰り返す宿命にある。――ジョージ・サンタヤーナ

今の時代は、トラウマやその他の辛い記憶を消去するような薬品が出てくる可能性が十分にある。[51]「記憶消去剤」は、分子レベルで記憶を消去するという鳴り物入りの大発見のように見えるが、ここまで論じてきたように、本質的な落とし穴、枯れた根っこ、隠れた底引き流が伴う。それは明らかにされていない世界であり、リスクは未知数で、予期せぬ結果が起こるかもしれない疫病のようなものだ。

記憶が分子的な介入によって実験的に消されたときでさえ、記憶痕跡はすでにいくつかの異なる脳の部分に散らばっている。記憶の一部は、迷宮に入り込み、そこに仕舞い込まれてしまう。[52] これらの隠されてしまった記憶痕跡は非常に大きな問題を起こす可能性がある。ここからはそれを検討していこう。

二〇〇四年の映画、『エターナル・サンシャイン（*Eternal Sunshine of the Spotless Mind*）』では、時代に先駆けて記憶消去に伴う固有の問題と深刻な倫理的ジレンマが描かれている。この作品は、二人の主人公、ジム・キャリーが演じるジョエルと、ケイト・ウィンスレットが演じるクレメンタインが、ロングアイランドのモントークへ向かう列車を待っている場面から始まる。プラットフォームには二人しかいない。二人はすぐに互いのことに気づき、なぜか惹かれあう。私がニューヨークの地下鉄で、小学校一年生のときの友だちのアーノルドに、わけもわからず無意識に惹きつけられたのと同じである。

「見知らぬ者同士」の二人は、同じ車両の前と後ろの入り口から乗りこみ、距離を取って座り、ときどきこっそりと互いをうかがう。二人は、接近と回避のダンスを繰り広げながら、互いの間合いを詰めていく。車両の端にいるクレメンタインが突然、口を切る（接近）。ジョエルは「僕に話しかけているの？」と戸惑いながら答えるが、クレメンタインは「他に誰がいるの？」と嘲笑する（回避）。クレメンタインは、挑発的な様子で、徐々にジョエルの近くに移動する（接近）。しかし、痛々しいほど恥ずかしがり屋のジョエルは、彼女を避けようとする

（回避）。ジョエルは、気持ちとは裏腹に会話を続ける（接近）。互いに惹きつけあっているにもかかわらず、二人は近づく役と離れていく役を交互に演じ続ける。二人を見ていると、互いが同意のうえで何かすでに馴染みのある役割を演じているかのように思える。この時点では、二人ともその台本には気づいていない。しかし互いの手続き記憶をもとにした台本があることが徐々に明らかになる。

映画の観客も二人の登場人物も、はじめは気づいていないが、実は二人はお互いを知っている。しかも「親密に」である。二人は愛しあっていたが、その関係はひどくもつれあい、最後は手ひどい終わり方をした。関係が終わりを告げた二人は、耐え難い苦痛にあえぎ、それぞれ別々に、トム・ウィルキンソン演じるハワード・ミュージワック博士のところで、記憶消去剤の処方を希望する。博士は「よいことをしている」つもりだが、その意図は議論を残す。その博士が経営するクリニックの名前は、これまたうってつけの「ラクーナ・クリニック」[3]である。クレメンタインとジョエルは、互いに同じ神経科クリニックに来ているとは気づいていない。二人は、それぞれ写真やプレゼント、お土産など、かつての恋人の思い出の品やその他記憶を想起させるものすべてを持ってくるよう指示される。これらの情緒的な思い出の品を一つずつ見ていくうちに、コンピュータは脳波を増幅させ、情動記憶によって発火する脳の特定部位を図表にしていく。その後ベッドで寝ている間に、記憶消去の技師がこの図表を使って脳の特定部位を電磁パルスで刺激する。こうして辛い記憶は永久に「消去」される。クリニックの秘書メアリーは、このあと実は大変な侮辱を受けることになるのだが、ともかく二人には、この療法は「悲しみと恐怖による混乱なしに再び人生をスタートできるもの」だと説明している。さらにミュージワック博士は「脳細胞は確かに破壊されるが、深酒に比べたら大したことはない」と付け加えている。

この映画の最後に、短くストーリーを振り返る場面があるが、最初のシーンでクレメンタインとジョエルが列車で出会ったことは、本当にあったことだということがわかる。観客は、二人が辛い記憶を消去していようがいまいが、ある種「運命的に惹きつけあう」ことを見て取る。たとえ二人が互いに「親しみ」を感じていることに気づいていなくても、二人は磁石のように引き寄せられ「どこかで出会ったような気がする見知らぬ人」に惹きつけられる。

ジョエルは、眠ったまま記憶を消去されている最中に夢を見る。そのなかで自分が大変な過ちを犯したことに気づく。そこで、全力で「モントーク」という言葉に集中することにした。それはジョエルとクレメンタインが初めて出会った場所だ。二人は、あるパーティーに別々に招待され、出会った。二人ともこの「モントーク」という言葉の記憶はないが、それは無意識のなかで引き金となり、二人は再び無性にその場所に惹かれていく。ジョエルは、かつての二人の関係はすっかり忘れているが、列車の中でクレメンタインにこう言う。「今日は仕事をサボってしまった。無性にモントークへ行きたくて列車に乗った。どうしてかはわからない。僕は普段こんなに衝動的じゃないのに」。

この「モントーク」という言葉は、二人の潜在意識の奥深くに隠れたままだが、それは決して忘れることのない二人をつなぐ無意識の糸である。しかしすべての顕在記憶が消去されたことによって、互いに関する記憶は一切ない。二人は、この列車で初めて出会った赤の他人同然である。[*4]

しかし列車の中で二人は、潜在的な手続き記憶によって不思議に惹かれあい、また反発しあった。二人が互いに惹かれあうことには、さらに深く潜在的な要因が隠されていた。それぞれの幼少期の両親との愛着形成や、幼児期、青年期の発達トラウマのイマゴー、つまり刻印や痕跡である子供時代の未解決の潜在的、手続き的な記憶が作用しているのだ。

セラピストは皆、クライアントがこの種の混乱した転移を起こしているのを見たことがあるだろう。彼らは、親に似たパートナーを選んだり、あるいはパートナーを親のように仕立ててしまったりする。セラピスト自身もこうした経験があるかもしれない。ポール・エクマンは、鋭い観察眼で以下のように述べている。「私たちの多くは、脚本を持ち歩いている。チャンスさえあればいつでも、同じ状況を作り出そうとする脚本だ。映画監督のように、新たに出会う人々にもお決まりの役を演じさせ、同じ脚本を何度でも上演する。感情をもとに書かれた脚本によって、われわれは現実を誤認する」[53]。

ジョエルの不器用さは、子供時代に彼を貶めるひどいいじめにあったことと、ヒステリックで子供に愛情を注げない母親のせいだったということが、次第に観客に明らかになる。一方クレメンタインは、自分の外見について深刻な不安に苛まれていることが、人形との関係を通じて説明されている。子供時代に見捨てられ、圧倒された二人の心の傷が、「接近／回避」の手続き記憶として記号化され、二人を結びつけると同時に反発させ、**ゴルディアスの結び目**〔ギリシャ神話で、ゴルディアス王が結んだ結び目。誰もほどけなかった〕のように抜き差しならないジレンマの泥沼に二人を引きずり込んでいった。二人がもがけばもがくほど、ますますその結び目は固く締め付け、ついにこの苦しみを終わらせるために、二人はそれぞれの思い出を記憶庫から消すことを選ぶ。しかし、皮肉なことに、悪魔に魂を売り渡したファウスト同様、彼らもその重いツケを支払うことになる。

われわれは、自分自身との関係が深く傷ついたままでは、他者との効果的な関係を作り上げることはできない。皆おしなべてこの難題と直面しており、ジョエルとクレメンタインもそのことを次第に理解し始める。十分な自己理解を持たないまま、われわれは他者の鏡に映る自分の姿に、自己のアイデンティティを探そうとする。かつて親の目に映る自分が自分自身であったことと変わらない。われわれはたくさんの重荷と手ひどい心の傷を背負い、安心できる港に避難し、誰かの腕の中で休息することに惹きつけられる。しかし、その相手もまた同じ安らぎを求めているだけなのだ。

「魅力的な他者」[54]への投影は、当初は適応的な戦略に見えるが、早晩、失望と互いの罵り合いで吹き飛び、崩壊する。これは、ジョエルとクレメンタインにも起こった。自分たちの投影を理解し、解消し、**ありのままの自分**として、互いを理解しあうことができなければ、パートナーは、自分の親との困難な体験の刻印の代替物にすぎない。もしジョエルとクレメンタインが、こうして再び出会うことがなかったら、彼らはきっといつもの脚本を演じるための役者を、他の誰かに演じさせていただろう。彼らは確実に、未解消の情動的および手続き的な記憶によって、満たされない思いを抱え、トラウマ的な子供時代の再演を続けていくことになったに違いない。感情的な過ちから学ぶことがなければ、われわれは誰であれ出会った人と、終わりなく過去を再演し続けることになる。どれだけの恋愛と結婚が「至福」に始まり、「相手の思い出を記憶庫から消したい」という密かな願望に終わったことか？

クレメンタインとジョエルは、自分たちの「記憶保管ファイル」を手に入れ、自分たちの面談の録音テープを聞き、ついに一緒に人生をやり直し、新しく関係を築くことができた。秘書のメアリーが提供したその録音テープには、二人がともに過ごし体験したことのすべてが語られていた。それは、互いの魅力といやな点、憤り、投影、内在化であった。テープの中で、クレメンタインはジョエルにこのように語っている。「私はイメージ通りの女じゃないの。男はみんな、『私はイメージ通りの女で、自分を満足させて、元気にしてくれるはずだ』って、勝手に思っているの。でも、私はそんなんじゃない。私だって安心したいのよ。だから、私に勝手なイメージを押し付けるのはやめてね。本当に」〔台詞はすべて私訳による。字幕の日本語訳は「男は私を美化し、女神のように崇拝するけど、私はイカれた女よ、安らぎに飢えてるの」。〕

ジョエルとクレメンタインは、二人の関係を見直すことに、当初は及び腰だった。しかし、高ぶる感情に任せてしゃべった面談の録音を聞くうち、そこに大きな可能性が潜んでいることに二人は徐々に気づいていく。彼らは失敗から学ぶこと、そして子供時代の苦痛、偏見、矛盾した思いなどを乗り越えられる可能性があることを認識する。こうして絶好のタイミングで訪れたチャンスのおかげで、二人は互いをありのままに認め、味わい、情熱をもって、自由に、そして存分に愛し愛されたいと願うようになる。ニーチェもポープも誤認していたが、サンタヤーナが正解だった。理路整然とした記憶なしでは、われわれは自らの愚かさを超えることができないうえに、その愚かな失敗を繰り返すだけなのだ。

ジョエルとクレメンタインの記憶は完全に消去されていたはずだが、それでも二人を引き寄せたものは何だったのだろうか？　叔父に虐待された女性が、元々の虐待の記憶はまったくなかったのに、虐待的な男性に引きつけられるのはなぜだろうか？　そしてもし彼女が、叔父に関する激しく感情を揺さぶられる場面を思い出すと同時に、記憶消去剤を飲んだとしたら、やはり彼女もジョエルとクレメンタインが惹きつけあったように、潜在的な手続き記憶を通じて、衝動的に加害者を引き寄せることになるだろう。映画『エターナル・サンシャイン』が描き出すように、記憶の消去は計り知れないほど恐ろしい結果を招く可能性がある。意識的に内省し、経験から学ぶことなしに、辛い失敗を次々と再演する危険がある。一度は記憶を消したいと願ったジョエルとクレメンタインだが、その記憶なしには、過去、現在、未来をつなぐ理路整然とした新たな内面のナラティブを形成することはできない。

この予見的な映画では、さらに記憶消去剤が悪意ある目的に使用される恐れがあることも示唆している。かつてミュージワック博士は、自分の秘書のメアリーと不倫関係を続けていた。その後、博士はメアリーの知らないうちに、ラクーナ・クリニックで彼女から不倫の記憶を消した。メアリーは、博士を再び「誘惑」しようとするが、今度は現場を博士の妻に押さえられる。博士の妻は不倫をしでかした夫に、メアリーのせいにするのをやめ、彼女に記憶消去剤を飲ませたために、彼女が強迫的に同じ過ちを繰り返そうとしたことをちゃんと知らせ、記憶消去剤の暗黒の秘密を明らかにするように告げた。

こうした悪意ある使い道は、フィクションでなく現実でも起こりうる。ハーブ・バイアグラと並んでこうした記憶消去剤は、インターネット上の闇サイトにたどり着き、最終的には誰でも簡単に入手できるようになる可能性がある。

たとえば、私の学生のニール・ウィンブラットが作ったシナリオはどうだろう？　ブログ上で記憶消去剤の是非を問う討論を行ったときのものだ。こんなふうに想像してもらいたい。あなたは親友の妻に性的な魅力を感じている。地元のバーで一緒に飲んでいるときに、親友に妻と一緒に過ごした素晴らしい記憶のすべてを列挙させる。そしてその親友に知られないように、そっと彼のグラスに記憶消去剤を混入する。翌週同じバーで、彼に妻の欠点を話すように誘導する。そして今回は、こっそり記憶増強剤を飲み物に混ぜる。妻の素晴らしい記憶のすべてが消された今となっては、彼はいとも簡単に妻の欠点の記憶に圧倒されてしまうだろう。このように記憶消去剤と記憶増強剤を用いて、事態を自分に有利に操作することができる。あなたの親友は、妻をこよなく愛していたにもかかわらず今では疎ましく思い、あなたはよこしまな目的で彼女に近づくことができるのだ。

もう一度、記憶消去剤の非人間的な側面に立ち戻ってみよう。記憶に関する研究でノーベル賞を受賞したエリック・カンデルは、彼の辛い記憶を消去したいかと尋ねられた。カンデルは子供時代にホロコーストを体験し、想像を絶する苦しみを味わった。しかし驚くべきことに、彼はこのように答えている。

「記憶を増強することについては、何も難しいことはありません。しかし記憶の消去はもっと複雑です……頭のなかに入り込み、辛い恋愛の記憶を切り抜いてしまおうというのは、悪い考えです。結局のところ、当たり前ですが、ありのままの自分が、本当の自分なのです。すべては自分たちが経験してきたことです……。ウィーンでの経験を自分のなかから消し去りたいかですって？　そうは思いません。あれは確かに悲惨なことでしたが、それも私の一部なのです」[55]。

辛い記憶を消去してしまうと、確かに痛みはなくなるかもしれないが、実は痛みとは最良の教師でもある。成熟とは、失敗と困難から学ぶことである。実際、真の英知を手に入れるには、ただというわけにはいかない。デンマーク語には、特にこの過程に関係した"*Gennemleve*"という素晴らしい言葉がある。大まかな意味としては「あることを完了するまで体験し、その過程に意識して触れ続け、そして最後にはその体験と折り合いをつける」と訳すことができる。

巨大製薬企業はすでに、患者の恐れと恐怖症に対して有効に働く記憶消去剤の研究を推し進めている。彼らはこうした製品の製造と販売に、何十億円とまではいかなくても、何億円もの資金をかけてくるだろう。議会はロビイストによって封じ込まれ、最低限の規制をかける程度にとどまり、副作用と乱用の可能性があるにも関わらず、テレビやインターネットで魅力的な広告が流れ、人々を惹きつけるだろう。政治経済的利益のために大衆が操作される危険を甘く見るべきではないし、ましてや看過すべきではない。

オルダス・ハクスリーの『素晴らしい新世界（*Brave New World*）』（松村達雄訳、講談社）では、政府が大衆を操作するために、ベンゾジアゼピンとプロザックの混合薬「ソーマ」を飲ませる。すると大衆はすっかりおとなしくなる。もし大衆に記憶消去剤が使われたらと思うと、背筋の凍る思いがする。悪徳政治家たちは、忘れさせたい記憶や、強化したい記憶を想起させては、大衆の記憶を操作するだろう。

これはサイエンス・フィクションだろうか？　二〇世紀ではおそらくそうだったかもしれないが、二一世紀では現実だ。われわれは、生来備わっている自己調整と自己回復力を生み出す創造的な能力を行使するよりも、抗うつ剤や覚せい剤、抗不安薬、睡眠薬などの薬だけに頼る傾向はないだろうか。こうしたわれわれの怠惰な姿勢が、記憶消去剤を生み出す土壌になっているのではないか。

記憶消去についての一番の懸念は、記憶の性質や機能、宣言的記憶とエピソード記憶を含む顕在記憶と、情動記憶と手続き記憶を含む潜在記憶など、複数の記憶系の関係について、まだ統一的な理解がなされていないことだ。映画『エターナル・サンシャイン』で指摘された最大の問題点は、記憶消去により、宣言的記憶、エピソード記憶、および情動記憶が消去され、処置は「成功」したように見えるが、手続き記憶はもつれ合ったまま温存され、ほんのわずかな無意識のきっかけや触発で、再び影響を与えてしまう。虐待の記憶を消すことはできるかもしれないが、記憶を統合し、柔軟に事態に対応できる力を養わなければ、将来似たような状況が起きたときに、効果的に対応することができない。記憶の統合によって力をつけなければ、理由がわからないままに、繰り返し危険な状況に惹きつけられ、同じような人間関係の失敗を味わうことになる。本来なら、対人関係から気づきを得て、新しいスキルを身につけ、内省し力をつけていくことができ、こうした事態は避けられたはずなのだ。たとえ手続き記憶を削除できたとしても、それでは本能を失った無防備な人々を生み出すことになるだろう。彼らは危険に不用意に接近したり、利益をもたらすものを回避してしまう。この定位の欠如、接近と回避の混乱は、虐待や性的虐待のサヴァイヴァーに多く見られる。

記憶消去の新世界へと大喜びで無分別に飛び込む前に、トラウマの記憶の複雑な作用機序を軽視すると、大惨事を引き起こす可能性があることを認識しよう。臨床家と科学者が協力しあい、信頼しあうことでトラウマの記憶のより包括的な理解を推進し、不要な苦しみから人々を救済することが肝要である。

*1 この表現は、一九九二年にカーラ・シャッツよって作られ、定着した。

*2 いくつかの興味深い動物についての研究で、新たなポジティブな記憶が形成される可能性が裏付けられている。ラミレスらの研究では、人工的に刺激されたポジティブな記憶によって、雄のマウスが抑うつ的行動から抜け出すことが明らかにされた。この最新の研究では、ポジティブな記憶を蓄えている脳細胞に標識を付け、雄マウスにストレスを与えた後にその部位を再活性化した。従来ストレスを与えるとうつ状態になっていたが、ほんの数分間ポジティブな記憶を刺激しただけで、うつの兆候が消滅した。(Steve Ramirez, Xu Liu, Christopher J. MacDonald, Anthony Moffa, Joanne Zhou, Roger L. Redondo, and Susumu Tonegawa, *"Activating Positive Memory Engrams Suppresses Depression-like Behavior"*, *Nature* 522 (June 2015) 335-339. doi:10.1038/nature 14514.)

*3 ラクーナ（lacuna）は、「失われた部分」や「穴」、あるいは皮肉を込めて「空白」という意味を持つ。

*4 ダマシオの患者のデイビッド（第3章）を思い出させる。デイビッドは、まったく記憶がないのに、以前に親切にふるまった、研究者扮する「施設職員」には惹きつけられ、親切でなかった人は遠ざけていた。

*5 記憶を消そうとするよりも、血圧を下げる薬品で急性のストレスを軽減しようとする薬理学的な方法

がある（Pitman et al., "Effect of Acute Post-Trauma Propranolol on PTSD Outcome and Physiological Responses During Script-Driven Imagery", *CNS Neuroscience and Therapeutics* 18, no. 1 (January 2012): 21-27. を参照）。これらの薬剤の効果は限られているが、事故やレイプで救急治療室（ＥＲ）へ運ばれた人々に使用されている。実際のところ、救急治療室の体験自体がトラウマを引き起こす恐れがある。救急救命看護師、救急救命士および医師が、緊迫した状況を患者がなんとか切り抜けられるように、患者を安心させ支えるようなふれあいを行い、簡単な「感情面での救急措置」を取り、過度の活性化を脱活性化する技術を用いて処置にあたる技術を学ぶことができたら、どれほどの助けになるだろうか。この分野は研究が待たれるところだ。

第9章　トラウマの世代間伝搬——つきまとう呪い

「でも考えてみれば、わたしたちはみんなゆうれい。わたしたちの心のなかに現れてくるのは、父や母から受け継いだものだけじゃなくて、古い死んだ考えや信仰。この胸のなかにひそんでいて、どうしても追い出すことができない」

——ヘンリック・イプセン、「幽霊」（『イプセン現代劇上演台本集』より、毛利三彌訳、評論社）

時空を超える程度（いったいどれほどの時空を超えるのか）

最初の著作である『心と身体をつなぐトラウマ・セラピー（*Waking the Tiger*）[56]』（藤原千枝子訳、雲母書房）を書いたとき、最終章の見出しを「時空を超える程度」とした。この章を書いた一九九〇年初頭、トラウマが世代間に受け継がれるという考えは、ただの絵空事ではないにしても、非科学的だと見なされていた。しかし近年の研究では、こうした世代間伝搬の存在が明らかになってきただけでなく、伝搬を誘発するエピジェネティックな要因、分子的および生化学的な作用機序が究明されつつある〔エピジェネティクスとは、後天的な条件によって遺伝子発現が変化することについての研究〕。

マウスと匂いに関する画期的な実験がある。[57] マウスにごく中立的な桜の花の匂いを嗅がせ、次に不快な電気ショックを与えた。数回にわたり匂いと電気ショックの組み合わせを記憶させ、その後ショックは与えずに、匂いを嗅がせた。するとマウスは恐怖に凍りついた。ここまではパブロフの条件反射の典型的な例であり、まだ驚くことではない。

しかしこの後の実験では驚くべきことが起きた。条件付け反応が少なくとも五世代後の子孫まで維持されていたのである。言い換えると、実験で条件付けられたマウスの五世代先の子孫たちは、桜の花の匂いを嗅いだとき、まるで彼ら自身が電気ショックを受けたかのように恐怖に凍りついたのである。さらに、この子孫たちが、いくつかの別の中立的な匂いを嗅いだときには、まるで先祖がそうだったように、何の反応も示さなかった。ちなみに、この世代間の伝達は父方の系統で強かった。

マウスが世代を超えて、ある特定の匂いに対してのみ反応を見せるという実験結果は、人間におけるトラウマの世代間伝搬の観点からも注目せずにはいられない。私はホロコースト生還者の子供たちを何人か治療しているが、彼らはセッション中に、吐き気を催すような肉の焦げる臭いを思い出して驚愕反応を示した。これは、何か恐ろしいことが起こるのではないかという強烈な思いであり、吐き気と恐怖を伴っていた。実際、これらのクライアントの多くは、この種の臭いを非常に嫌悪し、厳格な菜食主義者になった。もちろん、これだけで「トラウマは世代間伝搬する」というのは早計だが、先のマウスの実験結果を考えると、この臭いにまつわる伝搬の可能性は無視し難い。

「世代を超えて広がるトラウマ（*Trauma Ripples through Generations*）[58]」という表題の取材記事で、イスラエルのトラウマ研究者のザハバ・ソロモンは、彼女自身の先祖の体験を振り返ることで、対話を締めくくっている。ホロコースト生還者の娘である彼女は、自身と両親の間には、良好な関係があったと述べている。母親は、ホロコースト時代にザハバと兄弟たちが示した勇気ある行動について語ったという。ザハバの誕生は希望の光であり、ナチスに対する輝かしい勝利の証だったと、母親は語っていたという。ザハバ・ソロモンは「私は、両親のポジティブな影響だけを受け継いでいます」と語り、インタビューを締めくくった。しかし、一方では「攻撃されるのではないかと強い不安を抱えています。私はとても心配性でもあるのです」と、心の内を付け加えた。

世代間トラウマ、特にホロコースト生還者の子供たちの神経生物学的な影響についての研究者の一人であるレイチェル・イェフダは、ホロコースト生還者の子供たちに関して、コルチゾールをはじめ、不安の生理学的マーカーが有意に変化していることを明らかにしている。[59]もちろん、これらの比較的非特異的な影響は、親たちが、自らのホロコースト体験のために養育態度が不十分であったことから起きた可能性もある。しかし、私がホロコースト生還者の子孫たちに行ったセッションでも、彼らは全般的な不安およびうつの症状を示していた。

彼らは、実際には悲惨な事態を体験していないにもかかわらず、身の毛もよだつようなイメージ、感覚および感情を明確に持っており、それについて頻繁に語った。これらの特異的な出来事の多くは、彼らの親に起こったことで、彼ら子供たちが体験するはずがないことは明らかだった。しかし子供たちは、親たちのトラウマの記憶を、まるで自分自身のことのように、鮮烈に体験しているのである。さらに、ほとんどの親や祖父母たちは、こうしたことがあったということは、子供たちには話していないのである。

ネイティブ・アメリカンのいくつかの種族は、「父親の苦しみは四世代にわたり、子からその子へと持ち越される」[*1]と伝えている。また聖書の出エジプト記三四章七節には、「父祖の罪を、子、孫に三代、四代までも」と書かれている。

おそらく、「罪」とは、エジプトでユダヤ人が奴隷にされていたとき被ったトラウマの隠喩であり、彼らが無事に聖地へ逃れた後も、容易には捨て去ることができなかったのであろう。私は、アフリカ系アメリカ人の多くが、奴隷制が廃止されてもなお、不気味に漂う暗雲のような後遺症に苦しんでいるのではないかと強く疑っている。事実、アメリカのスラム街では、今も適切な教育機会が欠如しており、数百万人の黒人男性や青年たちが、逮捕、投獄されている。これでは、彼らの世代間トラウマの悲劇的な負の遺産が、さらに増幅されているといわざるを得ない。

アリゾナ州フラッグスタッフで、ナバホ族のメディスン・マン（呪術医）に会ったことがある。このメディスン・マンは、戦争や社会的な大変動が起きると、トラウマは世代を超えて伝搬されると語った。かつて、ネイティブ・アメリカンの子供たちは、家族や村人、部族から引き離され、内務省インディアン問題部管轄の寄宿学校に強制隔離させられた。部族から強制的に引き離され、隔離されたうえに、子供たちは絶え間なく屈辱を受け、彼らの尊厳、言語およびスピリチュアルな伝統とのつながりは徹底的にはく奪された。

メディスン・マンはさらに、戦いから帰還した戦士のための特別な儀式についても語ってくれた。ネイティブ・アメリカンたちは、帰還してきた戦士のトラウマが、家族および後の世代に受け継がれてしまう前に、それを取り除く儀式を執り行う。この力強い儀式は、勇敢な「コードド・トーカー」〔アメリカ軍の無線交信が傍受された場合に備えて、英語ではなく部族語を駆使して偵察報告や命令下達を行う目的で登用されたネイティブ・アメリカンのこと〕が第二次世界大戦から帰還した際に行われ、さらに一九七九年には、ベトナム戦争から帰還したナバホ族の兵士を迎えるために執り行われ、私はその儀式に招かれた。それは重要な通過儀礼であった。現代のアメリカでも、イラクおよびアフガニスタンの帰還兵を受け入れ、敬意を払い、傷を「清める」ために、われわれもネイティブ・アメリカンの叡智から学ぶべきであると考える。

世代を超えて伝わる内なる知恵

先祖の歌は、われわれの子供たちの歌でもある

――フィリップ・カー＝ゴム、サセックス地方のドルイド教指導者

生存を確保するための情報が次世代に伝達されるという事実は、不思議ではあるが、まごうことなき真実である。この点について吟味しなければ、トラウマの世代間伝搬を語ることはできない。命を救う重要な情報の伝達が、家族や部族の間で数世代後まで伝わっているというのを、私は目の当たりにしている。

一九九〇年、私はケリーという若い女性を紹介された。彼女はアイオワ州ソーシティーで起きた飛行機事故の生存者だった。この事故の様子は、一九九三年のピーター・ウィアー監督の映画、『フィアレス（*Fearless*）』において忠実に再現されている。

一九八九年七月一九日、DC‐一〇型機のユナイテッド二三二便は、デンバーからシカゴへ向かっていた。途中、後部エンジンで爆発が起き、すべての油圧管が切断され、同機は事実上制御不能に陥った。機体は急降下した。きりもみ降下が避けられないかと思われたが、機長の

アル・ヘインズと、偶然乗り合わせていた緊急時飛行指導官のデニー・フィッチが力を合わせ、辛くもきりもみ降下を避け、機体を地方の小さな滑走路に緊急着陸させた。滑走路に激突した機体は大破、炎上し、機体の破片が、周囲のトウモロコシ畑に散乱した。[*2] ケリーは、このときの幸運な生存者の一人だった。彼女は、大破した客室から這い出し、金属と配線の絡まった迷路を抜けて、潰れたドアから陽光のもとへと脱出した。

ケリーとのセッションを進めていくうちに、彼女は最初のエンジン爆発時と、滑走路に激突したとき、乗客が戦慄とパニックに包まれていたことを思い出した。彼女の身体感覚に焦点を当てていくうちに、ケリーの戦慄は次第に収まっていった。すると重要な手続き記憶が突然よみがえってきた。彼女は、「一条の光」を目指し、手と膝をついて這い進んだ感覚を思い出した。さらに、実はこのとき「止まるな！　すぐ行け！　光を目指せ！　火だるまになる前に逃げろ！」という祖父と父親の叫ぶ声が聞こえたので、その声に従ったのだということを思い出した。

次にケリーは、滑走路わきのトウモロコシ畑に座っているイメージと、顔に降り注ぐ太陽の温かさを感じると言った。温かさが広がっていき、ホッとした感覚を味わうとともに、生きていること、そして祖父と父親から「生き延びる知恵」を授かったことへの強烈な感謝の念が湧いてきた。ケリーの祖父と父親はともに、別々の飛行機事故から生還していた。父親は民間機、祖父は軍用機に乗っていた。二人とも、墜落直後に機体を離れ、辛うじて死の淵から走り逃れた。もちろん、ケリーが祖父と父親から、その惨事を生き延びた経験について聞かされていたということは十分あり得ることで、それは飛行機が墜落したら何をすればよいかを知る手助けになっただろう。しかしそれだけではない。おそらくその話は、彼女の魂と身体記憶に刻み込まれていたのだろう。

意識下で遂行できる行為がごくわずかしかない状況においては、手続き記憶の直接的世代間伝搬は、生き残りを確実にする。したがって、それが進化とともに発展してきたとしても不思議ではない。NPOソマティック・エクスペリエンシング・トラウマ・インスティテュート〔SETI〕は、二〇〇四年、タイにおいて、東南アジア地震による津波被害の支援活動を行った。村人たちの話によると、地震が起きると、まだ津波が来る前に、ゾウや野生動物たちは、一斉に高い場所に向かったという。もちろん、村人たちの多くも、直ちに高いところに逃れた。前回この地で大津波が起きたのは、三〇〇〇年以上前である。部族にはこれが言い伝えとして残っていて、多くの人がそれに従った可能性がある。神話や言い伝え、物語が残っていたというなら、まだ話はわかるが、野生動物たちが瞬時に「本能的」な反応をしたことについては、謎が残る。これらの種の言語を理解できない以上、今のところ彼らの行動について説明することはできない。

私は生物学者として、進化こそが変化を引き起こすデフォルトの作用機序であると信じており、トラウマの身体的手続き記憶が時空を超えて伝搬する理由は、以下のようなものではないかと考えている。われわれは、生き残りに必要な情報を発信したり、受信したりできる能力があり、トラウマの記憶が受け継がれるのは、この能力の「副作用」ではないかということだ。この情報は、普段は無意識下に眠っている。しかし、いったん危機的状況に遭遇すると、たとえ何世代後であっても、手続き記憶として忽然と現れ、待ったなしに行動を促すのだ。東南アジアの大津波でもそうだったし、ケリーの場合は、亡くなった祖父と父親の声に促され、大破した機体の絡まりあった配線や鉄片の間を這い出し、難を逃れた。瞬時に行動しなければ、確実に焼け死ぬところだっただろう。明らかに、世代を超えて受け継がれた英知が、ケリーの命を救ったのである。

ホメオパシーでは、「ミアズマ」という概念がある。これは、独立した生命を持ち、感染力のある霧のようなもので、患者の「エネルギー／情報場」に影響を与える。ホメオパシーでは長年にわたって、世代間伝搬の可能性を認めてきた。これらの「ミアズマ」は世代を隔て現れるという。進化生物学者のルパート・シェルドレイクは、「構造共鳴」[60,61]と呼ぶ概念を用いて、情報の世代間伝搬を示唆する刺激的な実験を数多く行った。

シェルドレイクの初期の実験の一つでは、オーストラリアのシドニーで、ある種のマウスに迷路を走らせ、最短で抜け出る道を学習させた。次に、ニューヨークで生まれて飼育されていた同種のマウスに、ニューヨーク市ロックフェラー研究所内に作られた、まったく同じ構造の迷路を走らせてみた。マウスたちは、別の大陸まで搬送されたことは一切なかった。しかし驚くことに、ニューヨークのマウスは統計的に有意な速度で迷路を駆け抜けたのだ。そして、ここまでくれば想像に難くないと思うが、ニューヨークでは何もかもが速かった。逆の実験も行われた。まずニューヨークでマウスが迷路を覚えても、シドニーの同種のマウスは統計的優位差を見せた。簡単な迷路の学習に関して生物学上同種のマウスにこのような目に見える影響が存在していたとすると、飛行機事故や津波、戦争など、命を脅かす恐ろしい出来事について、人間においても、生存を確保するための情報が、強烈な感情を伴って、時空を越えて伝達されたと考えても、臨床的妥当性があると思われる。

世代間伝搬は高い確率で起こりうると考えられる。それは無視できないし、ましてや無視してはならないものである。研究界の主流派は、前例がないという理由でシェルドレイクの発見を無視している。しかしシェルドレイクは、すでにこの種の実験を多数成功させており、同様の結果を得ている。さらに、篤志家のグループが、相当額の懸賞金を用意している。シェルドレイクの実験結果に反証できる者がいたら、この懸賞金が支払われることになっているが、これまでに懸賞金を手にしたものはいない。

さて、読者および研究者の皆さん、この後の説明は、ロッド・サーリングの『トワイライト・ゾーン』を見ていただいたほうがいいかもしれない。トラウマの衝撃は、どれほどの時空を超えるのだろうか。戦争や迫害、粛清、その他の大惨事が、驚くべき規則性で繰り返されていることは疑いようがない。トラウマの「情報の小包」は、手続き記憶と情動記憶の痕跡として、世代を超えて伝えられてきた。この「カルマ」ともいえる大いなる神秘を解き明かす仕事は、未来の世代に引き継いでもらうことにしよう。

*1 四世代、あるいは七世代という種族もいる。上記の動物実験では、伝搬は最低五世代にわたっていた。

*2 この劇的な出来事のビデオは、YouTube上（www.youtube.com/watch?v=GhSoyUWDmt0）で視聴できる。フィッチは後にドキュメンタリー映画製作者エロル・モリスのテレビ番組『ファースト・パーソン（*First Person*）』で、これについて語っている。

あとがき

記憶に関する研究の発展によって、われわれが記憶について「常識」だと考えていること、つまり「記憶は固定された実体である」という認識は誤りであることが明らかにされつつある。われわれが何かを思い出す、つまり経験の「痕跡」を想起するたびに、これらは絶え間なく変動し、よくも悪くも一生を通じて内容と構造を変化させていくということがわかってきた。では、トラウマを理解し処理していくうえでの、記憶の役割とは何だろうか？　これについては、長く伝えられてきた神話の叡智から解を導き出すことができる。古代エジプトのイシスとオシリスの伝説は、深遠な教えを示している。

この示唆に富む伝説によると、偉大なるオシリス王は、敵に殺され切り刻まれてしまう（dismembered）。切り刻まれた体の各部位は、王国の果てのあちこちに埋められた。しかし、オシリスの妻イシスはオシリスへの深い愛に突き動かされ、バラバラにされた遺体をすべて探し出し、それらの「部分（member）」を元通りにした。この復活において、イシスはオシリスを「再びつなぎ合わせ、思い出した（re-membered）」のである。

トラウマを受けた人々が示すまったく異なるように見える症状、散り散りになっている断片、兆候および症候群を観察すると、治癒を引き起こすための手がかりが見えてくる。さらに、恐怖に凍りついたときに身体および脳に何が起こるのかがわかってくると、こうした症状を理解できるようになる。これらの症状は、分断され散り散りになった体験の塊なのだ。それは未完了の身体感覚であり、過去にはその人を圧倒した。あたかも、惨殺され、切り裂かれたオシリスの身体が、はるかに離れた違なる場所にバラバラに埋められたように、これらはかい離し、意味不明の状態にある。こうしたバラバラな身体感覚を「元通りに戻す」治療方法は、エジプト神話の女神イシスが夫オシリスに施した治療に酷似している。敵に切り刻まれ、はるか彼方にバラバラに埋められ、隠されてしまったオシリスの身体を、イシスは掘り起こしていった。そしてイシスは象徴的に、オシリスの身体の断片を整合性のある有機体としてつなぎ合わせた。こうしてイシスはオシリスを「つなぎ合わせ、思い出した（re-membered）」のである。トラウマの治療においてこれを行うには、クライアントを穏やかに誘導して、かつて圧倒されてしまった感覚を再び感じ、次第にそれに耐えられるように導くことである。これによって、トラウマの記憶は合体し、再結合し変容していく。

最後に、ヘンリー・ウォード・ビーチャーが語ったと伝えられている言葉を引用しよう。「苦しみは、われわれを悲しませるためではなく、冷静にするためにやってくる。さらに、不遇をかこつためではなく、われわれをより賢明にするためにやってくるのだ」。困難な記憶と感情に対処し、安寧のうちに記憶とともにいられることができるようにするための人類の集合知に、ささやかでも貢献できることに希望をおき、拙書を上梓する。

訳者あとがき

　私がピーター・ラヴィーン博士について知ったのは、博士が最初の著書、"*Waking the Tiger*"（『心と体をつなぐトラウマセラピー』）を書かれて数年後のことだと記憶している。二〇〇〇年に、心理学を学びにアメリカに出かけて行ったとき、個人セッションをしてくれたセラピストから、「テレサ（私のアメリカンネーム）、あなたはトラウマがあるからピーター・ラヴィーン博士の"*Waking the Tiger*"を読んだほうがいい」と勧められた。そのときは、本を買ってはみたが、「トラウマ」という言葉が恐ろしく感じられて、読まずに長いこと書棚に入れっぱなしにしていた。その後何年もたってから、日本でソマティック・エクスペリエンシング（SE™）のトレーニングが開催されると聞き、思い切ってその本を読んでみた。するとその本には、まるで私のことが書いてあるようだった。

　当時の私は、英語同時通訳者として日本をはじめ世界各地の国際会議の通訳をしながら、心理学の勉強をしていた。世界のトップリーダーたちと直接触れ合うことができ、刺激的で充実した日々だったが、一方で様々な身体表現性疾患に悩まされていた。肩こり、片頭痛、めまい、喘息、皮膚掻痒《そうよう》症、過敏性腸症候群、パニック障害などをかかえており、仕事で出かけても、いつどこで失神するかわからないという不安があった。仕事のストレスと思われるかもしれないが、実はこうした症状は、幼い子供のころにまでさかのぼった。

私の母は、戦後のインテリ女性の最先端として活躍していたが、それが裏目に出て、アメリカで当時はやっていた「子供を早く自立させるために情緒的な関わりを持たない育児法」をまじめに実施していた。出生直後から、おしめを変えるのと授乳は定時にしか行わず、赤ちゃんが泣いても関わらない。歩き始めて転んでも、自分で起きるようにさせて手を出さない、アイコンタクトを取らない、抱かない、といった「進んだ」育児を実践していたのである。

当然のように私は愛着の問題を抱えることになり、幼いころから複数の疾患に悩まされることとなった。一〇代から足掛け一〇年余り、傾聴をベースとした心理カウンセリングを受け、私は自分の身に起きたことを理解し、時系列で理路整然と語れるようになっていた。しかし、苦しい身体症状は相変わらず続いていた。ところが、SE™のセッションを受けるうちに、それらの身体表現性疾患は、すべて寛解した。「認知からのアプローチ」は私を支えてくれたが、「身体からのアプローチ」は私の人生を変えたのである。

SE™プラクティショナー養成コースでは、まず人間の神経系について学んだ。おかげで苦しい症状を引き起こす作用機序が、手に取るように理解できた。また、事故や災害、犯罪、性暴力などの「衝撃トラウマ」への対処に加え、愛着の問題、いわゆる「愛着障害」を抱えた人へのアプローチも学ぶ。受胎から出生にまつわる周産期トラウマも扱うし、麻酔を含む医療トラウマへの対処方法も学ぶ。昨今注目を集めている「発達障害」の分野においても、SE™の知識は大いに役に立つ。このようにSE™のトレーニングでは、およそ人間の苦しみのもととなっているものに、ことごとく明快な説明があり、対処方法を学ぶことができた。私はすっかり魅了された。また、実際に自分のクライアントにセッションを行い、様々な疑問が出てきたときは、SE™では組織的にコンサルテーションが提供されており、世界中のベテランコンサルタントから、手取り足取り、臨床への応用方法を学ぶことができる。初学者にもハードルが低いのは大変ありがたかった。

SE™は、ある特殊な技法ではないかと思われるかもしれないが、これは人間理解の基礎知識であり、どのような分野においても応用できる、また、応用してほしい必須の知識である。認知行動療法をはじめとした心理療法に、ぜひともSE™の知識を加えていただきたいと思うし、心理学の分野だけではなく、およそ「人」を扱う分野であれば、無用の苦しみを起こさせないため、また、苦しんでいる人に素早く癒しをもたらすために、SE™の知識は役に立つ。医学、心理学、教育学、福祉学、スポーツ学などの分野をはじめ、警察、消防、防衛、救助救命など、あらゆる分野にトラウマの作用機序と対応方法に関する知識が普及することを願ってやまない。

SE™発祥の地アメリカでは、NASAアメリカ航空宇宙局でも、SE™が活用されているという。人類の英知を結集したNASAで、SE™の効果が認められ、利用されている。今後の日本でも、SE™を知っているのが当たり前という、トラウマ・インフォームド・コミュニティ（トラウマを理解している集団）があちこちで育っていくことを祈念したい。

本書の翻訳にあたっては、編集者の方から、「日本語として自然で読みやすく」というご指示があった。ラヴィーン博士の格調高い文章を、単に単語を日本語に置き換えるのではなく、そのものずばりの意味を日本語で表すにはどうしたらいいか、推敲を重ねてきた。しかし、翻訳の出来栄えについては、ひとえに私の責任であり、お叱りは甘んじて受けるつもりである。

最後に、SE™の著作とトレーニングを日本に紹介された藤原千枝子氏に、心から感謝する。春秋社を私にご紹介くださったのも藤原氏であり、感謝の念に堪えない。また、日本をはじめ世界のSE™コミュニティの指導者や仲間に感謝する。さらに、桜美林大学教授山口創氏に感謝する。身体心理学について広範な知識を授けていただき、本書の訳出に大変役立った。また、本書の下訳を引き受けてくれたビジネス・医学専門翻訳者の土屋香織氏に感謝する。短期間で迅速に翻訳を仕上げていくにあたり、彼女の働きに大いに助けられた。また、鋭い指摘で訳文を磨いてくださった春秋社編集部の手島朋子氏に感謝する。最後に、家庭で席の温まる暇のない私を、いつも応援してくれる家族に感謝したい。

二〇一七年秋

花丘ちぐさ

トラウマと記憶

脳・身体に刻まれた過去からの回復

2017 年 10 月 25 日　第 1 刷発行
2024 年 3 月 25 日　第 5 刷発行

著者——ピーター・A・ラヴィーン
訳者——花丘ちぐさ
発行者——小林公二
発行所——株式会社 **春秋社**
〒 101-0021 東京都千代田区外神田 2-18-6
電話 03-3255-9611
振替 00180-6-24861
https://www.shunjusha.co.jp/
印刷・製本——萩原印刷 株式会社
装丁——伊藤滋章

ISBN978-4-393-36547-2　C0011
定価はカバー等に表示してあります

■著者紹介

ピーター・A・ラヴィーン（Peter A. Levine, PhD）

医学生物物理学と心理学の両分野において博士号を持ち、身体意識的アプローチでトラウマを治療するソマティック・エクスペリエンシング（Somatic Experiencing®）の開発者。スペースシャトル開発計画時にはNASAのストレス・コンサルタントを務めた。大規模な災害および民族・政治的対立への対応を検討する、「社会的責任に関する心理学者の国際問題特別委員会」のメンバーであった。著書 *Waking the Tiger*（『ソマティック・エクスペリエンシング入門』花丘ちぐさ訳、春秋社）は33カ国で出版され100万部を超えるベストセラー。身体心理療法の分野への独自の貢献が称えられ、2010年には米国身体心理療法学会（USABP）から功労賞生涯業績賞を贈られた。また、ライス・デイヴィス小児研究所からも小児の精神医学に関する業績を認められている。

ラヴィーン博士によるトレーニング、プロジェクトおよび著作の詳細については以下のサイトを参照（英文）。

http://traumahealing.org

http://somaticexperiencing.com

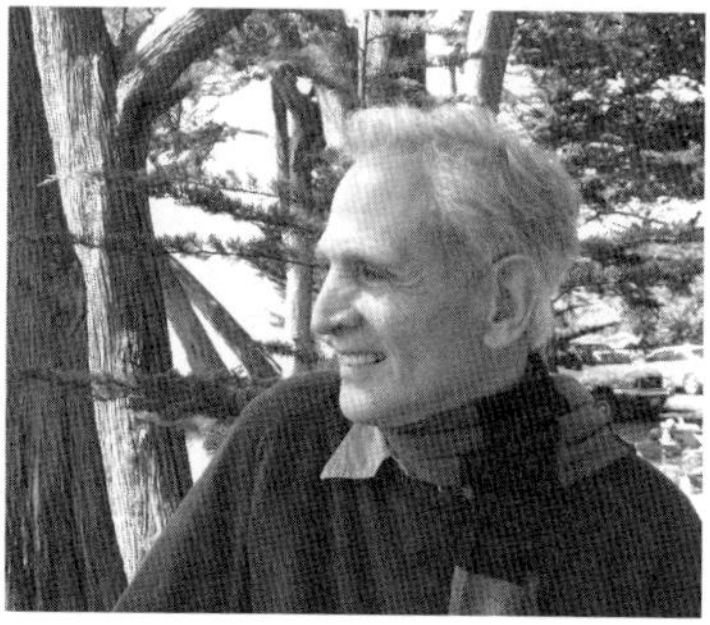

© Gerry Greenberg

■訳者紹介

花丘ちぐさ（Chigusa Theresa Hanaoka）

ポリヴェーガル・インスティテュート・インターナショナル・パートナー

ソマティック・エクスペリエンシング®・ファカルティ

桜美林大学非常勤講師

早稲田大学教育学部国語国文学科卒業、米国ミシガン州立大学大学院人類学専攻修士課程修了、桜美林大学大学院国際人文社会科学専攻博士課程修了。博士（学術）。公認心理師。社団法人日本健康心理学会公認指導健康心理士。A級英語同時通訳者。著書に『その生きづらさ、発達性トラウマ？』、訳書にP・A・ラヴィーン『ソマティック・エクスペリエンシング入門』、S・W・ポージェス『ポリヴェーガル理論入門』（以上、春秋社）他多数。

国際メンタルフィットネス研究所 代表　http://i-mental-fitness.co.jp/

ポリヴェーガル・インスティテュート・ジャパン 代表

https://polyvagalinstitutejapan.jimdofree.com/

索引

欧文

あ行

か行

さ行

た行

な・は行

ま・や・ら行

原注

序文

(1) Pierre Janet, *L'automatisme psychologique: Essai de psychologie expérimentale sur les formes Inférieures de l'activité humaine* (Paris: Société Pierre Janet/Payot, 1973).［ピエール・ジャネ『心理学的自動症：人間行動の低次の諸形式に関する実験心理学試論』松本雅彦訳，みすず書房，2013］

(2) Bessel van der Kolk, *The Body Keeps the Score: Brain, Mind, and Body in the Healing of Trauma* (New York: Viking, 2014).［ベッセル・ヴァン・デア・コーク『身体はトラウマを記録する：脳・心・体のつながりと回復のための手法』柴田裕之訳，紀伊國屋書店，2016］

(3) Sigmund Freud, *Beyond the Pleasure Principle* (*The Standard Edition*). (New York: W. W. Norton & Company, 1990), 19.

(4) Sigmund Freud, "Remembering, Repeating, and Working Through." In *Standard Edition of the Complete Psychological Works*, Vol. XII. (New York: W. W. Norton & Company, 1990), 150.

(5) Moshe Feldenkrais, *Body and Mature Behavior*. (Berkeley: North Atlantic Books, 2005), 191.

第 1 章

1. 記憶痕跡は、記憶が脳に残す物理的または化学的な痕跡である。例については以下を参照。X. Liu, S. Ramirez, P. T. Pang, C. B. Puryear, A. Govindarajan, K. Deisseroth, and S. Tonegawa, "Optogenetic Stimulation of a Hippocampal Engram Activates Fear Memory Recall," *Nature* 484, no. 7394 (March 2012): 381–85, doi: 10.1038/nature11028.
2. Bessel A. van der Kolk and Onno van der Hart, "Pierre Janet and the Breakdown of Adaptation in Psychological Trauma," *American Journal of Psychiatry* 146, no. 12 (December 1989): 1530–40.
3. 前掲，Pierre Janet, *L'automatisme psychologique*.［ピエール・ジャネ『心理学的自動症』］
4. Jon D. Levine, H. Gordon, and H. Fields, "Analgesic Responses to Morphine and Placebo in Individuals with Postoperative Pain," *Pain* 10, no. 3 (June 1981): 379–89.
5. B. van der Kolk, M. S. Greenberg, H. Boyd, and J. Krystal, et al., "Inescapable Shock, Neurotransmitters, and Addiction to Trauma: Toward a Psychobiology of Post-Traumatic Stress, *Biological Psychiatry* 20, no. 3 (March 1985): 414–25.
6. 前掲，Bessel van der Kolk, *The Body Keeps the Score*.［ベッセル・ヴァン・デア・コーク『身体はトラウマを記録する』］
7. William Saletan, "Removable Truths: A Memory Expert's Indestructible Past," Slate.com, May 25, 2010.
8. William Saletan, "The Future of the Past: Cleansing Our Minds of Crime and Vice," Slate.com, June 2, 2010.
9. 同上。

第2章
10. N. S. Clayton and A. Dickinson, “Episodic-like Memory during Cache Recovery by Scrub Jays,” *Nature* 395 (September 1998): 272–44.
11. T. Suddendorf, “Foresight and Evolution of the Human Mind,” *Science* 312, no. 5776 (May 2006): 1006–1007.
12. Henry Krystal, *Integration and Self-Healing: Affect-Trauma-Alexithymia* (Mahwah, NJ: The Analytic Press, 1988).

第3章
13. Antonio Damasio, *Descartes' Error: Emotion, Reason, and the Human Brain* (New York: Penguin, 2005).［アントニオ・R・ダマシオ『デカルトの誤り：情動、理性、人間の脳』田中三彦訳，筑摩書房，2010］

第4章
14. Katherine Whalley, “Neural Circuits: Pain or Pleasure?” *Nature Reviews Neuroscience* 16, 316 (2015), doi: 10.1038/nrn3975.
15. Stephen W. Porges, *The Polyvagal Theory: Neurophysiological Foundations of Emotions, Attachment, Communication, and Self-Regulation* (New York: W. W. Norton, 2011).
16. Peter A. Levine, “Accumulated Stress Reserve Capacity and Disease” (PhD thesis, University of California, Berkeley, 1977).
17. Peter A. Levine, *In an Unspoken Voice: How the Body Releases Trauma and Restores Goodness* (Berkeley, CA: North Atlantic Books, 2010).［ピーター・A・ラヴィーン『身体に閉じ込められたトラウマ：ソマティック・エクスペリエンシングによる最新のトラウマ・ケア』池島良子他訳，星和書店，2016］

第5章
18. 前掲，Peter A. Levine, *In an Unspoken Voice*.［ピーター・A・ラヴィーン『身体に閉じ込められたトラウマ』］，第12章
19. 当該記事の一読を強く推奨する。Peter Payne, Peter A. Levine, and Mardi A. Crane-Godreau, “Somatic Experiencing: Using Interoception and Proprioception as Core Elements of Trauma Therapy,” *Frontiers in Psychology*, February 4, 2015, http://journal.frontiersin.org/Journal/10.3389/fpsyg.2015.00093/.
20. 同上。
21. Josef Parvizi, Vinitha Rangarajan, William R. Shirer, Nikita Desai, and Michael D. Greicius, “The Will to Persevere Induced by Electrical Stimulation of the Human Cingulate Gyrus,” *Neuron* 80, no. 6 (December 2013): 1359–67.
22. Francisco Sotres-Bayon, David E. Bush, and Joseph E. LeDoux, “Emotional Perseveration: An Update on Prefrontal-Amygdala Interactions in Fear Extinction,” *Learning and Memory* 11, no. 5 (September-October 2004): 525–35.
23. Peter Payne and Mardi A. Crane Godreau, “The Preparatory Set: A Novel Approach to Understanding Stress, Trauma, and the Bodymind Therapies,” *Frontiers in Human Neuroscience*, April 1, 2015, http://journal.frontiersin.org/article/10.3389/fnhum.2015.00178/abstract.
24. Markus Gschwind and Frabienne Picard, “Ecstatic Epileptic Seizures—The Role of the Insula in Altered Self-Awareness,” *Epileptologie* 31 (2014): 87–98.

25. A. D. Craig, "How Do You Feel? Interoception: The Sense of the Physiological Condition of the Body," *Nature Reviews Neuroscience* 3, no. 8 (August 2002): 655–66.
26. H. D. Critchley, S. Wiens, P. Rotshtein, A. Ohman, and R. J. Dolan, "Neural Systems Supporting Interoceptive Awareness," *Nature Neuroscience* 7, no. 2 (February 2004):189–95.

第６章

27. 高濃度の二酸化炭素の吸引によって、重篤な窒息に対するパニックが引き起こされ、脳の恐怖の中枢といわれる扁桃体を持たない人々においても、強い戦慄を引き起こす恐れがある。以下を参照のこと。Justin S. Feinstein, et al, "Fear and Panic in Humans with Bilateral Amygdala Damage," *Nature Neuroscience* 16, no. 3 (March 2013): 270–72.
28. Peter A. Levine, "Stress," in Michael G. H. Coles, Emanuel Donchin, and Stephen W. Porges, *Psychophysiology: Systems, Processes, and Applications* (New York: The Guilford Press, 1986).
29. Peter Payne, Peter A. Levine, and Mardi A. Crane-Godreau, "Somatic Experiencing: Using Interoception and Proprioception as Core Elements of Trauma Therapy," *Frontiers in Psychology*, February 4, 2015, http://journal.frontiersin.org/Journal/10.3389/fpsyg.2015.00093/.
30. David J. Morris, "After PTSD, More Trauma," *Opinionater* (blog), New York Times, January 17, 2015.
31. Lee Jaffe, *How Talking Cures: Revealing Freud's Contributions to All Psychotherapies* (London: Rowman & Littlefield, 2014), 19.
32. Freud, quoted in Salman Akhtar, ed., *Comprehensive Dictionary of Psychoanalysis*, (London: Karnac Books, 2009), 1.
33. Josef Breuer and Sigmund Freud, *Studies on Hysteria*, "Notes from the Editor," trans. and ed. James Strachey (New York: Basic Books, 2000).
34. Bent Croydon, *L. Ron Hubbard: Messiah or Madman?* (Fort Lee, NJ: Barricade Books, 1987).
35. J. Wolpe, "Reciprocal Inhibition as the Main Basis of Psychotherapeutic Effects," *Archives of Neurology and Psychiatry* 72, no. 2 (August 1954): 205–26.
36. 前掲，Peter A. Levine, *In an Unspoken Voice*.［ピーター・A・ラヴィーン『身体に閉じ込められたトラウマ』］
37. Peter Payne, Peter A. Levine, and Mardi A. Crane-Godreau, "Somatic Experiencing: Using Interoception and Proprioception as Core Elements of Trauma Therapy," *Frontiers in Psychology*, February 4, 2015, http://journal.frontiersin.org/Journal/10.3389/fpsyg.2015.00093/.

第７章

38. Peter A. Levine, *Sexual Healing* (*Transforming the Sacred Wound*) (Louisville, CO: Sounds True, 2003).
39. 前掲，Peter A. Levine, *In an Unspoken Voice*.［ピーター・A・ラヴィーン『身体に閉じ込められたトラウマ』］およびLevine, *Healing Trauma: A Pioneering Program for Restoring the Wisdom of Your Body* (Louisville, CO: Sounds True, 2008).
40. Peter Payne, Peter A. Levine, and Mardi A. Crane-Godreau, "Somatic Experiencing: Using Interoception and proprioception as Core Elements of Trauma Therapy,"

Frontiers in Psychology, February 4, 2015, http://journal.frontiersin.org/Journal/10.3389/fpsyg.2015.00093.

第８章

41. 最新の研究によって、たとえば「顔の絵」と「場所」の間で、どのようにして連想学習（associational learning）が、単一ニューロンの段階で起こるかが明らかになっている。以下を参照のこと。Matias J. Ison, Rodrigo Quian Quiroga, and Itzhak Fried, “Rapid Encoding of New Memories by Individual Neurons in the Human Brain,” *Neuron* 87, no. 1 (July 2015) 220–230. doi: http://dx.doi.org/10.1016/j.neuron.2015.06.016
42. Eric R. Kandel, *In Search of Memory: The Emergence of a New Science of Mind* (New York: W. W. Norton & Company, 2007).
43. K. Nader and E. O. Einarsson, “Memory Reconsolidation: An Update,” *Annals of the New York Academy of Sciences* 1191 (March 2010) 27–41. doi: 10.1111/j.1749-6632.2010.05443.x.
44. Jonah Lehrer, “The Forgetting Pill Erases Painful Memories Forever,” Wired.com, February 17, 2012. http://www.wired.com/2012/02/ff_forgettingpill/
45. 同上。
46. Chuck Hustmyre and Jay Dixit, “Marked for Mayhem,” PsychologyToday.com, January 1, 2009. https://www.psychologytoday.com/articles/200812/marked-mayhem
47. Richard J. Mcnally, “Psychological Debriefing Does Not Prevent Posttraumatic Stress Disorder,” *Psychiatric Times*, April 1, 2004. www.psychiatrictimes.com/ptsd/psychological-debriefing-does-not-prevent-posttraumatic-stress-disorder-0.
48. David J. Morris. “Trauma Post Trauma,” Slate.com, July 21, 2015. http://www.slate.com/articles/health_and_science/medical_examiner/2015/07/prolonged_exposure_therapy_for_ptsd_the_va_s_treatment_has_dangerous_side.html
49. Bessel A. van der Kolk, “The Compulsion to Repeat the Trauma, Re-enactment, Revictimization, and Masochism,” *Psychiatric Clinics of North America* 12, no. 2 (June 1989): 389–411.
50. この種類のアプローチの詳細については以下を参照。前掲，Peter A. Levine, *In an Unspoken Voice*.［ピーター・A・ラヴィーン『身体に閉じ込められたトラウマ』］
51. Edward G. Meloni, Timothy E. Gillis, Jasmine Manoukian, and Marc J. Kaufman, “Xenon Impairs Reconsolidation of Fear Memories in a Rat Model of Post-Traumatic Stress Disorder (PTSD)” *PLoS One* 9, no. 8 (August 27, 2014), doi: 10.1371/journal.pone.0106189.
52. Tomás J. Ryan, Dheeraj S. Roy, Michele Pignatelli, Autumn Arons, and Susumu Tonegawa, “Engram Cells Retain Memory Under Retrograde Amnesia,” *Science* 348, no. 62387 (May 29, 2015): 1007–1013, doi: 10.1126/science.aaa5542.
53. Paul Ekman, *Emotional Awareness: Overcoming the Obstacles to Psychological Balance and Compassion* (New York: Times Books, 2008), 75.
54. James Hollis, *The Eden Project: The Search for the Magical Other* (Toronto, ON, Canada: Inner City Books, 1998).
55. Eric Kandel, interview by Claudia Dreifus. “A Quest to Understand How Memory Works,” *New York Times*, 5 March 2012. http://www.nytimes.com/2012/03/06/science/a-quest-to-understand-how-memory-works.html?_r=0.

第９章

56. Peter A. Levine, *Waking the Tiger: Healing Trauma* (Berkeley, CA: North Atlantic Books, 1997). [ピーター・リヴァイン『心と身体をつなぐトラウマ・セラピー』藤原千枝子訳，雲母書房，2008]
57. B. G. Dias and K. Ressler, "Parental Olfactory Experience Influences Behavior and Neural Structure in Subsequent Generations," *Nature Neuroscience* 17 (2014): 89–96.
58. *New Scientist*, February 7–13, 2015. http://www.newscientist.com/article/mg22530070.200-trauma-of-war-echoes-down-the-generations.html.
59. Rachel Yehuda, et al., "Phenomenology and Psychobiology of the Intergenerational Response to Trauma," in Yael Danieli, *Intergenerational Handbook of Multigenerational Legacies of Trauma* (New York: Plenum, 1998).
60. Rupert Sheldrake, *The Presence of the Past: Morphic Resonance and the Habits of Nature*, 4th ed. (London: Park Street Press, 2012).
61. Rupert Sheldrake, *Morphic Resonance: The Nature of Formative Causation*, 4th ed. (London: Park Street Press, 2009).